Tilman Leptihn

Pflegekonzepte in der Gerontopsychiatrie

Entwicklung und praktische Umsetzung in der Altenpflege

Tilman Leptihn

Pflegekonzepte in der Gerontopsychiatrie

Entwicklung und praktische Umsetzung in der Altenpflege

Mit einem Beitrag von Hartmut Emme von der Ahe

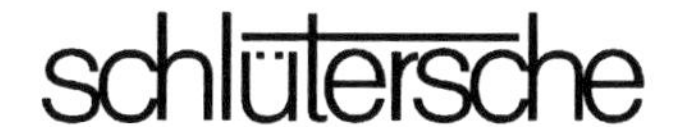

Die Deutsche Bibliothek – CIP-Einheitsaufnahme

Leptihn, Tilman:
Pflegekonzepte in der Gerontopsychiatrie : Entwicklung und praktische Umsetzung in der Altenpflege / Tilman Leptihn. Mit einem Beitr. von Hartmut Emme von der Ahe. – Hannover : Schlütersche, 2001
(pflege kolleg)
ISBN 3-87706-612-7

Anschrift des Autors:
Tilman Leptihn
Im Rehmoore 13
31515 Wunstorf

Tilman Leptihn ist Fachkrankenpfleger für Psychiatrie, hauptberuflich bei der Gemeinschaft Deutsche Altenhilfe gGmbH (GDA) in Hannover als Care-Manager tätig und arbeitet nebenberuflich als freier Sachverständiger BDSF sowie Praxis- und Organisationsberater in der Altenpflege und in der Fort- und Weiterbildung.

Die im Folgenden verwendeten Personen- und Berufsbezeichnungen stehen immer gleichwertig für beide Geschlechter, auch wenn sie nur in einer Form benannt sind.

Gestaltung: Schlütersche GmbH & Co. KG, Verlag und Druckerei, Hannover
Satz: PER Digitaler Workflow GmbH, Braunschweig
Druck und Bindung: docupoint GmbH, Magdeburg

Inhalt

Vorwort

Die Anzahl der gerontopsychiatrisch gestörten alten Menschen in den Einrichtungen der ambulanten und stationären Altenhilfe ist in den letzten Jahren immer größer geworden. Nach unterschiedlichen Studien beträgt ihr Anteil in Altenheimen 23,9 Prozent und in Pflegeheimen 84 Prozent.[1]

Aus inhaltlichen wie auch gesetzlichen Gründen müssen sich die Einrichtungen daher konzeptionell besser auf diesen Personenkreis einstellen. Darauf aber sind viele Einrichtungen nur unzureichend eingerichtet und viele Mitarbeiter stehen der problematischen Beziehungsgestaltung zu verwirrten alten Menschen hilflos gegenüber. Das hat dramatische Konsequenzen.

In einer Untersuchung, die das Bundesinstitut für Berufsbildung in den Jahren 1992 bis 1997 durchgeführt hat, wurde deutlich, warum überdurchschnittlich viele Mitarbeiter der Altenpflege vorzeitig aus dem Beruf ausscheiden. Unter anderem heißt es: *»Anders als noch bei der Wertung der Ausbildungsqualität wird die kritische Wertung an den Arbeitsbedingungen und den Möglichkeiten qualifiziert und professionell zu arbeiten, nicht von einer »relativen Minderheit« gestützt, sondern von einer bis zum Ende der Untersuchung ständig wachsenden Mehrheit der Altenpflegerinnen – spätestens seit Einführung des Pflegeversicherungsgesetzes jedoch in einem Ausmaß, dass der Ausstieg aus dem Beruf nur noch als konsequente Schlussfolgerung aus diesen Bedingungen gelesen werden kann.«*[2]

Kritisiert wird an den Arbeitsbedingungen überwiegend die fehlende Kooperation im Team; die Verteidigung traditioneller Arbeitsweisen; der hohe Anteil an unqualifiziertem Personal und die Zunahme des Grades an Pflegebedürftigkeit sowie gerontopsychiatrischer Betreuungsbedürftigkeit bei abnehmenden personellen Ressourcen.

Dieses Buch soll zeigen, wie eine Konzeption erarbeitet wird, die Orientierung und Sicherheit für die Mitarbeiter schafft und die die Pflege auf ein Qualitätsniveau hebt, das sich mit den heutigen Anforderungen messen kann.

Will man den gesetzlichen Forderungen zur Qualitätssicherung konsequent nachkommen, ist es unumgänglich, diese Thematik in der eigenen Einrichtung aufzugreifen und im Sinne der Pflegequalität und Arbeitszufriedenheit der Mitarbeiter entsprechend umzusetzen. Wichtiger als ein fundiertes Pflegekonzept ist die Umsetzungsstrategie, damit die Konzeption auch in der Praxis spürbar gelebt wird. Die Erfahrungen für dieses Buch konnte ich durch zahlreiche Praxisprojekte sammeln, bei denen ich die Pflegekräfte während der Konzepterarbeitung und seiner praktischen Umsetzung begleiten durfte.

Stellvertretend möchte ich das Team der Betreuungsstation des Eilenriedestiftes in Hannover nennen, mit denen ich eine neue Pflegekonzeption erarbeitete und umsetzte.

Auch die vielen Projekte, die Entwicklung eines Pflegerahmenkonzeptes, die innovativen Ideen der Geschäftsführung und die Fachgespräche mit Kolleginnen und Kollegen in den Wohnstiften meines eigenen Arbeitgebers (Gemeinschaft Deutsche Altenhilfe GmbH, Hannover) haben maßgeblich zum Entstehen dieses Buches beigetragen.

Dank sagen möchte ich auch dem *EXCURS-Bildungswerk* in Hannover, das mir in Seminaren häufig die Gelegenheit gegeben hat, meine Erfahrungen zur Konzeptentwicklung und der entsprechenden praktischen Umsetzung an Gruppen und Einrichtungen weiterzugeben.

Weiterhin möchte ich Prof. Margot Sieger, Professorin für Pflege an der Evangelischen Fachhochschule Rheinland-Westfalen-Lippe in Bochum danken, die mich durch ihre kritische Beratung bei der Entstehung dieses Buches sehr unterstützt hat.

Wunstorf, im Juni 2001 Tilman Leptihn

1. Die Forderungen der Kostenträger

1.1 Anforderungen durch das Pflegeversicherungsgesetz

Es war schon immer Ziel der Pflege, den hilfsbedürftigen Menschen eine hochwertige, fachgerechte und menschenwürdige Pflege angedeihen zu lassen. Wie diese Qualität allerdings hergestellt wurde, war den Einrichtungen und vor allem den Pflegekräften vor Ort überlassen. Einheitliche Richtlinien oder Konzepte gab es hier kaum. Das hatte zur Folge, dass die tatsächliche Pflegequalität sehr unterschiedlich war, oftmals sogar eher schlecht. Mit Einführung des Pflegeversicherungsgesetzes wurden die Einrichtungen der Altenhilfe durch den § 80 SGB XI dazu verpflichtet, sich an Maßnahmen der Qualitätssicherung zu beteiligen. Später folgten dazu Durchführungsbestimmungen, die ebenfalls allen Einrichtungen verbindlich vorgegeben wurden.

Die Anforderungen wurden bereits 1996 in den *»Gemeinsamen Grundsätzen und Maßstäben zur Qualität und Qualitätssicherung einschließlich des Verfahrens zur Durchführung von Qualitätsprüfungen nach § 80 SGB XI in ambulanten, teilstationären und vollstationären Pflegeeinrichtungen«* der Spitzenverbände der Pflegekassen detailliert beschrieben. [3]

Im Klartext bedeutet das, dass alle ambulanten, teil- und vollstationären Altenpflegeeinrichtungen seit 1996 verpflichtet sind, die nachfolgenden Qualitätskriterien zu erfüllen. Der Medizinische Dienst der Pflegekassen (MDK) ist berechtigt bei Beschwerden (anlassbezogen) Qualitätsüberprüfungen bezogen auf die konkrete Beschwerde durchzuführen. Die Qualitätsüberprüfungen müssen nicht angekündigt werden. Weiterhin kann der MDK allgemeine Qualitätsprüfungen nach den o.a. Richtlinien durchführen, die bereits in einigen Bundesländern flächendeckend durchgeführt werden. Diese müssen allerdings vorher angekündigt werden.

Es ist also nur noch eine Frage der Zeit, wann der MDK auch Ihre Einrichtung aufsucht, um entsprechende allgemeine Qualitätsüberprüfungen gemäß § 80 SGB XI durchzuführen.
Sollten dann eklatante Mängel festgestellt werden bzw. die nachfolgend aufgeführten Auflagen nicht erfüllt werden, kann das im schlimmsten Fall die Kündigung des Versorgungsvertrages nach sich ziehen.
Alle Einrichtungen, die sich mit den Anforderungen noch nicht ausreichend auseinander gesetzt haben, sollen sich daher im eigenen Interesse schnellstens mit den Qualitätsanforderungen beschäftigen.

Um den Anforderungen zu genügen, sollte man für den Fall einer Prüfung alle entsprechenden Unterlagen gesammelt in einem Qualitätsordner vorweisen können. Die Inhalte sollten regelmäßig auf den neuesten Stand gebracht werden.

Nach folgender Gliederung sind die Anforderungen in den »*Gemeinsamen Grundsätzen und Maßstäben zur Qualität und Qualitätssicherung einschließlich des Verfahrens zur Durchführung von Qualitätsprüfungen nach § 80 SGB XI in ambulanten, teilstationären und vollstationären Pflegeeinrichtungen*« zusammengestellt (Beispiel vollstationäre Pflege):

Grundsätze und Ziele:

- Menschenwürdige Lebensqualität
- Zufriedenheit des Bewohners
- Berücksichtigung der Biografie und Lebensgewohnheiten
- Befriedigung der körperlichen, geistigen, sozialen und seelischen Grundbedürfnisse
- Hilfestellung bei der Bewältigung von Lebenskrisen
- Möglichst selbstständigere Lebensführung
- Förderung der Rückkehr in die eigene Häuslichkeit
- Bewohnerorientierte Tages- und Nachtstruktur
- Unterstützung bei den Wahl- und Mitsprachemöglichkeiten
- Hinarbeitung auf Vertrauensbeziehung
- partnerschaftliche Zusammenarbeit aller an der Betreuung Beteiligter
- flexible und bedarfsgerechte Anpassung der Pflege
- fachlich kompetente nach den allgemein anerkannten pflegewissenschaftlichen Erkenntnissen durchgeführte Pflege, die bedarfsgerecht und wirtschaftlich ist

Ebenen der Qualität:

- Strukturqualität
- Prozessqualität
- Ergebnisqualität

Qualitätssicherung:

- Interne und externe Qualitätssicherung
- Zentrale und dezentrale Methoden

Leistungserbringer:

- freigemeinnützige Träger
- private Träger
- öffentliche Träger

Qualitätsmaßstäbe:

- Strukturqualität
- Struktureller Rahmen der Pflegeeinrichtung
- Pflegeeinrichtung als Organisation
- Verantwortliche Pflegefachkraft
- Fort- und Weiterbildung
- Voraussetzungen für die Übernahme der Tätigkeit als verantwortliche Pflegekraft
- Eignung der Pflegefachkraft

- Geeignete Pflegekräfte
- Räumliche Voraussetzungen
- Weitere Voraussetzungen
- Kooperation mit anderen Leistungserbringern
- Prozessqualität
- Schriftliche Darstellung der Pflegeeinrichtung
- das vorgehaltene Leistungsangebot mit Preisen
- das Pflegekonzept
- die räumliche und personelle Ausstattung
- Beratungsangebote
- Beteiligung an Qualitätssicherungsmaßnahmen
- Pflegeprozess
- Pflegekonzept anhand der AEDL
- Vorbereitung des Einzuges
- Pflegeplanung
- Pflegedokumentation
- Pflegeteam
- Dienstplanung
- Einbeziehung der Angehörigen
- Ergebnisqualität
- Regelmäßige Überprüfung des Pflegeergebnisses
- Inhalt der Ergebnisprüfung

Maßnahmen der vollstationären Pflegeeinrichtung zur Qualitätssicherung:
- Verantwortung des Trägers
- Beteiligung an Maßnahmen der externen Qualitätssicherung
- Nachweis der Durchführung von Beteiligung an Qualitätssicherungsmaßnahmen durch Dokumentation

Verfahren zur Durchführung von Qualitätsprüfungen:
- Notwendigkeit und Mitteilung einer Qualitätsprüfung
- Auskunftspflicht und Grundlage der Prüfung
- Ergebnis der Prüfung

Diese Vorgaben der Spitzenverbände der Pflegekassen sind nunmehr eine Verpflichtung für jede Einrichtung, sich mit diesen Stichpunkten auseinanderzusetzen und das eigene Konzept entsprechend zu überarbeiten.

1.2 Anforderungen an das Einrichtungskonzept

Das schriftlich zu erstellende Einrichtungskonzept ist nunmehr bindend. In den o. a. Richtlinien wird einleitend von allgemeinen Zielen gesprochen, die die Basis für die Erbringung der entsprechenden Pflegeleistungen sein müssen. Das Konzept muss daher diese Ziele unbedingt berücksichtigen.

Weiterhin müssen folgende Elemente (laut Richtlinien) im Einrichtungskonzept integriert werden:

- Das vorgehaltene Leistungsangebot mit den dafür zu zahlenden Preisen.
- Das inhaltliche Pflegekonzept:
  - orientiert an den AEDL
  - unter Berücksichtigung der allgemeinen Ziele (s. o.)
  - orientiert an dem neuesten Stand der medizinisch-pflegerischen und sozialpflegerischen Konzepte.
- Die Vorgaben zur Struktur-, Prozess- und Ergebnisqualität.
- Die räumliche und personelle Ausstattung.
- Die Beratungsangebote.
- Die Beteiligung an Maßnahmen zur internen und externen Qualitätssicherung.

1.3 Anforderungen an die Praxis

Ein schlüssiges schriftliches Konzept zu erarbeiten, ist schon eine schwierige Herausforderung an jede Einrichtung. Schwieriger ist es jedoch, das erstellte Konzept so in der Praxis zu verankern, dass sie auch spürbar umgesetzt und gelebt wird.

Nicht wenige Einrichtungen haben wohl klingende Absichtserklärungen in Hochglanzbroschüren niedergelegt, in denen z. B. von »aktivierender und ganzheitlicher Pflege« die Rede ist, obwohl einige Mitarbeiter noch nicht einmal wissen, dass ein solches Konzept überhaupt existiert. Der entscheidende Schritt in jeder Einrichtung ist die konkrete Umsetzung der theoretischen Konzepte in den Praxisalltag. Hier müssen sich Auswirkungen konzeptioneller Standards wiederfinden lassen und theoretische Grundaussagen spürbar gelebt werden. Eine Voraussetzung für die praktische Umsetzung des Konzepts ist die Akzeptanz dieses Konzepts durch die Mitarbeiter. Um das zu erreichen, sollte das Konzept auch von den Mitarbeitern erarbeitet werden.

2. Der Ist-Stand in der Altenpflege

2.1 Irritationen durch mangelnde Umsetzung der Konzepte

Konzeptionelle Ansätze aus der Altenpflege oder der speziellen gerontopsychiatrischen Versorgung alter Menschen gibt es zwischenzeitlich immer mehr. So ist z. B. von »ganzheitlicher«, »aktivierender«, »validierender« und »biografischer Pflege« die Rede. Alle diese Ansätze verbindet, dass viele Pflegekräfte beim Versuch der praktischen Umsetzung vor großen Problemen stehen, da die neuen Konzepte so gar nicht in die bisherige traditionelle Pflegestruktur der Einrichtung passen wollen. Hoch motiviert durch gute Fort- und Weiterbildungen machen sie sich auf, um die neuen Erkenntnisse in der täglichen Arbeit zu etablieren und scheitern nicht selten an der harten Realität.

Frustriert und ausgebrannt versiegt der Strom der Energie nicht selten schon nach kurzer Zeit, ohne dass sich im Pflegealltag etwas von den neuen Konzepten umsetzen ließ. *»Die Konzepte sind zu theoretisch und in der Praxis untauglich«,* heißt es dann schnell bei den Praktikern. Oder: *»Wir wollen ja etwas verändern, aber wir haben keine Zeit!«* Argumente, die in den heutigen harten Zeiten in der Pflegelandschaft sehr schnell alle konzeptionellen Veränderungen im Keim ersticken lassen.

Bei genauerem Hinsehen wird deutlich, dass bei allen konzeptionellen Ansätzen ein Grundgedanke viel zu sehr außer Acht gelassen: Die Frage danach, wie solche Konzepte in die Praxis umgesetzt werden sollen. Doch es gibt noch weitere Aspekte, die konzeptionelle Veränderungen behindern: Vor und während der Konzeptumstellung wird den natürlichen Widerständen (Angst vor Veränderung, Infragestellung der bisherigen Arbeit etc.) zu wenig Beachtung geschenkt. Hinzu kommt: Die eigenen Gefühle, die mit der pflegerischen Arbeit verbunden sein können (überzogene Helferrolle, Aggressionen, Hilflosigkeit, Ekel, Überforderung etc.) werden im Praxisalltag kaum aufgegriffen und bearbeitet.

Außerdem verfügen nur wenige Führungskräfte in der Pflege über jene Managementqualifikationen, mit denen sich die pflegerische Arbeit organisieren lässt. Erlernbare Fähigkeiten bezüglich des Führens und Leitens, Aspekte der kooperativen Teamarbeit und Konfliktlösungsstrategien als Bestandteil des Einrichtungskonzepts sind für viele Träger noch immer Fremdworte.

2.2 Orientierungslosigkeit durch unterschiedlichen Ausbildungsstand

Das erwartete bundeseinheitliche Altenpflegegesetz kommt vorerst nicht. Im Juni 2001 wurde es auf Grund einer Normenkontrollklage der Bayerischen Regierung beim Bundesverfassungsgericht (BVerfG) per einstweiliger Anordnung ausgesetzt. Ein einheitliche Ausbildung in der Altenpflege bleibt also weiterhin – für zunächst sechs Monate – nicht in Sicht. Dem wachsenden Bedarf an Pflegekräften wird diese Unsicherheit in der Ausbildungssituation nicht zuträglich sein.

Die Tatsache, dass die Heimmindestpersonalverordnung es zulässt, dass 50 Prozent der Pflegekräfte Laien sein dürfen, trägt auch nicht zur Professionalisierung der Pflege in den Einrichtungen bei. Erschwerend kommt hinzu, dass in Deutschland noch immer kein einheitliches theoretisches Fundament zur Definition des Begriffs »Pflege« vorhanden ist. Zwar hat die Diskussion um Pflegetheorien und -modelle längst begonnen, die »durchschnittliche Pflegekraft« bleibt jedoch angesichts stark variierender Definitionen bestenfalls orientierungslos.

Die Öffnung der Hochschulen für die Pflege ist ein Schritt in die richtige Richtung, auch wenn die »durchschnittliche Pflegekraft« hier noch wenig Unterstützung für die konkrete Praxis erklärt – es vollzieht sich eine Trendwende. *»Zu oft arbeitet die Pflegewissenschaft an Fragestellungen, die in der Praxis niemand gestellt hat«*, mahnte Prof. Ruth Schröck noch 1997 beim 1. Internationalen Pflegekongress über Pflegetheorien und Modelle in Nürnberg. Auf dem 3. Internationalen Pflegekongress 2001 drehten sich die Vorträge kaum mehr um die »großen Theorien« der Pflegetheorie, sondern schon um praxisverwertbare Theorie und Forschung sowie qualitative Forschungsmethoden. Hier hat sich eindeutig eine Trendwende in den letzten vier Jahren vollzogen.
Doch noch läuft die Maschine nicht rund und auch in den Einrichtungen selber hapert es: Konzepte zur Qualitätssicherung sind zwar vorhanden, es gibt jedoch zu wenig praktische Arbeitshilfen für die Arbeitsorganisation im Alltag. Mangelhaft ausgebildete Pflegehilfskräfte erhalten viel zu selten konkrete Hilfestellungen, um die Pflegearbeit konkret umsetzen zu können. In den Einrichtungen, die über Pflegestandards verfügen, fehlt es zumeist an Umsetzungsstrategien für die praktische Anwendung dieser Standards.

2.3 Verwirrung durch gesetzliche Vorgaben

Der Gesetzgeber hat die Qualitätsanforderungen an die ambulante und stationäre Pflege in den letzten Jahren deutlich erhöht. Diese Tatsache ist zunächst einmal sehr zu begrüßen. Bedenkt man die Verantwortung, die Heimbetreiber, Leitungskräfte und Mitarbeiter der Alten- und Krankenpflege in den Einrichtungen haben, ist eine hohe Anforderung an die Qualität der Pflegeleistungen mehr als begründet.
Qualitätsanforderungen, die in der Industrie seit vielen Jahren selbstverständlich sind, wurden im Bereich der sozialen Dienstleistungen deutlich vernachlässigt. Erst jetzt hat man offenbar die Notwendigkeit erkannt und entsprechend nachgebessert.
Durch die hohen Qualitätsanforderungen ergeben sich Chancen. Träger von Einrichtungen der Altenhilfe können und müssen sich über die hohe Qualität ihrer Dienstleis-

tung von Mitbewerbern abgrenzen, um am Markt zu bestehen. Doch leider lässt sich eine Abgrenzung auch ganz schlicht über den Preis erreichen. Der niedrige Pflegesatz ist scheinbar das bessere Argument.
Genau hier beginnt die Problematik. Einen hohen Qualitätsstandards in den Einrichtungen zu etablieren ist eine harte Arbeit. Die Pflegekräfte sind aber in der Regel so mit ihrem Alltagsgeschäft – der Pflege – beschäftigt, dass für zusätzliche Arbeit in Arbeitsgruppen, Qualitätszirkeln etc. kaum Zeit bleibt. Zusätzliche oder verbesserte Leistungen müssen auch erbracht werden und bei knappen Personalkapazitäten stoßen viele Einrichtungen genau hier an ihre Grenzen. In den Pflegesatzverhandlungen treten nicht nur die Kostenträger gewaltig auf die Sparbremse, auch die Einrichtungsträger selber sind an niedrigen Pflegesätzen interessiert. Sie bewegt die Furcht, sie könnten teurer sein als die Mitbewerber.

Das Ganze wird letztlich auf dem Rücken der Pflegebedürftigen und der Pflegekräfte ausgetragen. Tatsächlich sind die Missstände in der Pflege, die durch Überforderung der Pflegekräfte entstehen, in der Öffentlichkeit nicht bekannt genug. Nur zögernd wird neuerdings in den Medien darüber berichtet.
Und so beißt sich die Katze in den Schwanz. Will man in den Pflegesatzverhandlungen belegen, dass eine bessere Personalausstattung zur Anhebung der gesetzlich geforderten Qualität notwendig ist, kann es passieren, dass die Verhandlungspartner schlicht erwidern: *»In den anderen Einrichtungen schafft man die Arbeit doch auch mit diesem Pflegesatz.«* Gottlob ist die Vergleichbarkeit mit anderen Einrichtungen nach neuestem Urteil des Bundessozialgerichtes jetzt nur noch unter **vergleichbaren** Einrichtungen statthaft, damit nicht wieder einmal Birnen mit Äpfeln verglichen werden.

Die Voraussetzungen für die gesetzlich geforderte Steigerung der Pflegequalität durch eine spürbare Verbesserung der personellen Ausstattung sind eigentlich nicht vorhanden. Zumal die Problematik nicht allein durch eine Anhebung der Personalschlüssel zu beheben ist. Fort- und Weiterbildung der Pflegekräfte, Straffung der Organisationsstrukturen, Einführung von Qualitätssicherungsverfahren etc. müssen hinzukommen, damit die Ressourcen der besseren Personalausstattung nicht wirkungslos verpuffen.

Wenn der Gesetzgeber und die Kostenträger Qualitätsverbesserungen erwarten, ohne sich an der Schaffung der notwendigen Voraussetzungen durch bessere Pflegesätze zu beteiligen – und das ist zur Zeit der Fall – wird die Belastungsspirale bei den Pflegekräften weiter ansteigen und das Qualitätsniveau sicherlich weiter absinken.
Auch die Kostenträger müssen begreifen, dass gute Qualität nicht zum Null-Tarif zu haben ist und die Pflegekräfte müssen lernen, auf die Belastungsgrenzen besser aufmerksam zu machen. Doch das geschieht immer noch zu wenig.

Außerdem gilt: Bevor die Pflegekräfte eine Personalaufstockung fordern, müssen sie zunächst alle eigenen Ressourcen durch Rationalisierung der Arbeitsabläufe, flexible Dienstzeitmodelle und Optimierung des Managements ausgeschöpft haben. Erst dann darf man berechtigterweise Hilfe von außen fordern.

2.4 Starke Belastungen durch hohe Anforderungen, fragwürdige Strukturen und schwaches Management

Dass die Arbeitsbelastung in der Altenpflege sehr hoch ist, dürfte keinem Interessierten verborgen geblieben sein.
Dafür sind viele Faktoren verantwortlich:
1. Hoher Kostendruck bei den Kostenträgern, dadurch niedrige Pflegesätze.
2. Starke Arbeitsbelastung der Pflegekräfte durch entsprechend knappe Personalschlüssel.
3. Ständig steigende Qualitätsanforderungen bei gleichzeitig sich verschlechternden personellen Bedingungen.
4. Nachwuchssorgen bei den examinierten Pflegekräften.
5. Unbefriedigende Fachkraftquote durch Vorgaben der Heimmindestpersonalverordnung.
6. Unbewältigte Teamkonflikte und zum Teil schwache Arbeitsorganisation.

Die Entwicklung von Pflegekonzepten in den Einrichtungen kann dazu beitragen, dass diese belastenden Faktoren zumindest reduziert werden können.

1. Durch schlüssige Pflegekonzepte, die insbesondere den zusätzlichen pflegerischen Aufwand für die gerontopsychiatrisch veränderten Bewohner deutlich machen, können in Pflegesatzverhandlungen bei hartnäckiger Verhandlungsführung bessere Pflegesätze bewirkt werden.

2. Durch die konzeptionell bedingt verbesserten Pflegesätze kann auch eine verbesserte Personalbesetzung erreicht werden. Weiterhin sollte durch konsequente Überprüfung und Dokumentation des tatsächlichen Pflegeaufwands (nach den Kriterien der Begutachtungsrichtlinien nach SGB XI) nachgewiesen werden, ob der tatsächliche Pflegebedarf mit der Einstufung in der Pflegeversicherung übereinstimmt. Durch entsprechend nachfolgende Anträge zur Höherstufung nach SGB XI kann somit zusätzlich eine Verbesserung des Personalschlüssels erreicht werden, wenn die Bewohner nicht angemessen eingestuft waren.

3. Jede Einrichtung muss im Pflegekonzept auch das Qualitätsmanagement beschreiben, mit dem sie die Strukturen, Prozesse und Ergebnisse überprüft und verbessert. Auch die Arbeitsorganisation sollte hier überprüft und angepasst werden.

4. Die Diskussion über den Wegfall der Altenpflegeumlage bzw. die Refinanzierung über die Pflegesätze zur Finanzierung der Ausbildung der Altenpflege, kann dazu führen, dass sich einige Träger aus der praktischen Ausbildung zurückziehen werden. Sie befürchten, dass sich die dann erhöhten Pflegesätze negativ am Markt auswirken könnten. Alle Träger sollten sich dennoch solidarisch dazu verpflichtet fühlen, weiterhin und zusätzlich auszubilden, um die ohnehin schon angespannte Lage am Arbeitsmarkt bezüglich der Fachkräfte nicht noch zusätzlich zu verschärfen.

5. Die Tatsache, dass nur ca. 50 Prozent der Pflegekräfte ausgebildet und entsprechend examiniert sind, führt auch dazu, dass die Arbeitsorganisation und die hohen qualitativen Anforderungen des Gesetzgebers nur sehr schwer umgesetzt werden können. Pflegehilfskräfte haben nun einmal nicht erlernen können, wie Arbeitsabläufe optimal strukturiert und organisiert werden. Selbst Pflegefachkräfte tun sich in diesem Bereich oft sehr schwer, da viele von ihnen keine entsprechende Zusatzqualifikation erworben haben. Diese sind nur für Leitungskräfte obligatorisch.

6. Ungelöste Teamkonflikte und mangelnde Aspekte der Teamarbeit erschweren die Arbeit in der Altenpflege oft zusätzlich. In Einrichtungen, in denen die Teamarbeit gut funktioniert und Techniken zur konstruktiven Problem- und Konfliktlösung angewendet werden, wird meist auch eine geringe Ausfallquote gemessen und eine höhere Arbeitsmotivation festgestellt. Es ist daher ein unverzichtbarer Bestandteil der professionellen Pflegearbeit, zu diesem Bereich Aussagen im Pflegekonzept zu treffen

3. Die Konzeptentwicklung

Konzepte fallen nicht vom Himmel, man muss sie sich erarbeiten. Leider haben einige Einrichtungen die Erfahrung machen müssen, dass übernommene Konzepte aus anderen Einrichtungen in der eigenen nicht oder nur unzureichend funktionierten. Die Erfahrung zeigt, dass meist nur solche Einrichtungen Erfolg haben, die den schweren Weg der eigenen Konzeptentwicklung gegangen sind.

Zu einem Pflegekonzept gehört immer auch eine Umsetzungsstrategie, die die konkrete Einführung und Umsetzung der konzeptionellen Einzelelemente beschreibt. Im Idealfall wird dann durch interne oder externe Prozessbegleitung der Weg der systematischen Einführung und Umsetzung beschritten.

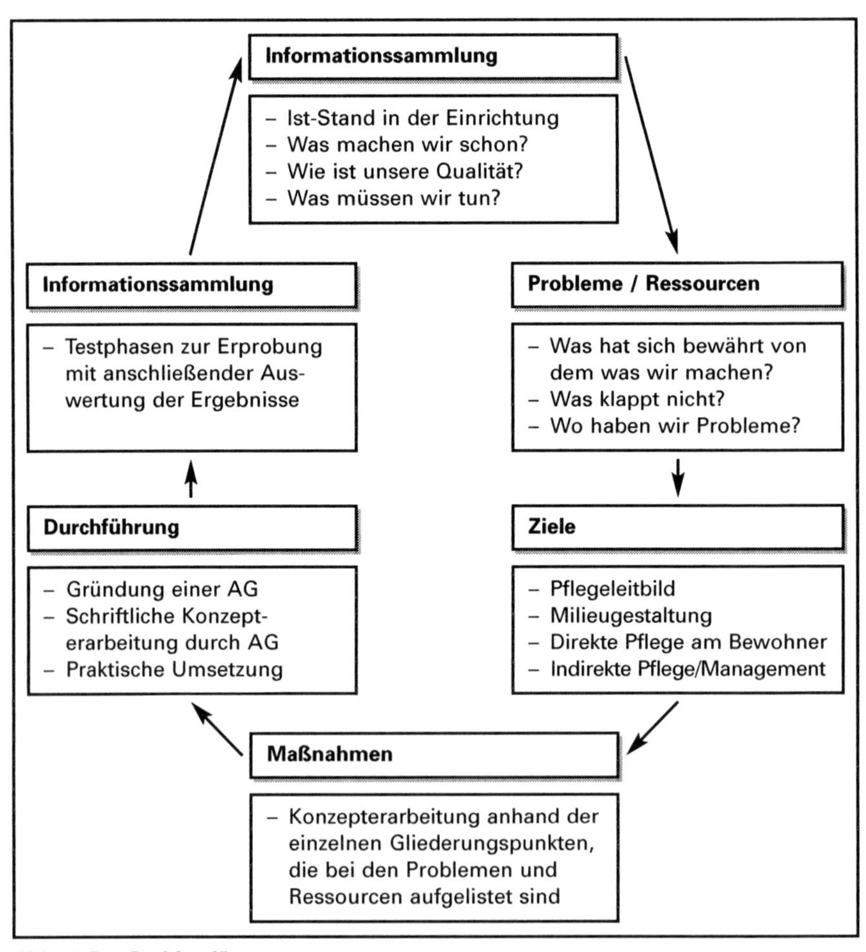

Abb. 1: Der Problemlösungsprozess.

Wenn eine Einrichtung ein Pflegekonzept neu erarbeiten will, oder das vorhandene Konzept überarbeiten möchten, haben sich die folgenden Arbeitsschritte bewährt, bei denen zunächst ein gründlicher theoretischer Teil erfolgt, ehe es dann zu den praktischen Schritten geht, die in Kapitel 4 vorgestellt werden.

Zunächst sollte aber hier ein Hinweis gegeben werden, worauf die einzelnen Konzeptpunkte beruhen bzw. wie sie begründet werden. In Abbildung 1 wurde versucht, den Problemlösungsprozess als Grundlage für die Konzeptinhalte heranzuziehen, der aus dem Pflegeprozess (Pflegeplanung) bekannt ist.

3.1 Gründung einer Arbeitsgruppe zur Konzeptentwicklung und Einführung in der Praxis

Konzepte, die in der Praxis auch umgesetzt werden sollen, können nicht von Einzelpersonen erarbeitet und den Mitarbeitern anschließend vorgesetzt werden. Diese Vorgehensweise wird unweigerlich dazu führen, dass die Mitarbeiter sich mit dem neuen Konzept nicht identifizieren können. Sie werden es nur in kleinen Teilen oder nur auf Anordnung durchführen und sie werden mit sehr vielen Gegenargumenten beweisen, dass das neue Konzept praktisch nicht umsetzbar ist. Selbst wenn das von einer Einzelperson erarbeitete Konzept inhaltlich sehr gut ist, wird die praktische Umsetzung aus diesen psychologischen Gründen scheitern. Die Gründung einer Arbeitsgruppe, die das neue Konzept erarbeiten soll, ist daher der bessere Weg.

Auf diese Weise werden viele Mitarbeiter in den Erarbeitungsprozess mit eingebunden. Dies bedeutet eine Wertschätzung für die Praktiker und führt auch dazu, dass ein Konzept möglichst ausgefeilt wird. Denn schließlich bringen viele Mitarbeiter auch viele, sehr praxisrelevante Inhalte ein. Außerdem werden die Arbeitszufriedenheit und die Motivation steigen, da sich die Mitarbeiter ernstgenommen fühlen.

Die Wahrscheinlichkeit, dass das Konzept nicht nur schriftlich erarbeitet wird, sondern anschließend auch praktisch umgesetzt wird, lässt sich so erheblich steigern. Aber die Zusammensetzung der Arbeitsgruppe will gut durchdacht sein. Sie sollte von ihrer Größe her noch überschaubar bleiben (maximal zehn Personen, besser die Hälfte), aber auch alle Leistungsträger der Einrichtung berücksichtigen.

Die Frage ob die Leitung (HL, PDL) mit in der Gruppe arbeiten sollte, ist nicht einfach zu beantworten. Einerseits gehören die Leitungskräfte natürlich in eine solche Arbeitsgruppe; andererseits kann die Anwesenheit von Leitungskräften auch die Aktivitäten und freien Äußerungen von Mitarbeitern bremsen oder sogar ganz blockieren.

An diesem Punkt muss vor Ort entschieden werden, wie die Zusammensetzung aussehen soll. Auch hier kann es nur wieder heißen: So individuell wie die Einrichtung, so individuell ist diese Zusammensetzung der Arbeitsgruppe. Generell gilt nur: Es muss

auf jeden Fall festgelegt werden, wann die Arbeitsgruppe das fertige Ergebnis vorlegen soll.
Ebenso müssen zunächst die Voraussetzungen für eine arbeitsfähige Gruppe geklärt werden:

- Welche Zielvorstellungen für das Konzept gibt es seitens des Trägers?
- Welche Inhalte möchte der Träger im Konzept auf jeden Fall berücksichtigt wissen?
- Welche Inhalte für das Konzept gibt der Gesetzgeber vor?
- Welchen Fortbildungsbedarf haben die Arbeitsgruppenmitglieder, bevor sie mit der Erarbeitung beginnen?
- Welche Arbeitsmittel stehen zur Verfügung? (PC, Wandzeitungen, Stifte, geeignete Räumlichkeiten, etc.)?

Je besser die Vorbereitung ist, um so eher wird das Arbeitsergebnis den Erwartungen entsprechen.

Die einzelnen Arbeitsschritte:

1. Überlegungen anstellen, wer in dieser AG mitarbeiten will (Freiwilligkeitsprinzip) bzw. sollte (Funktionsträger, hierarchische Ebene). Vergessen Sie bei den Überlegungen nicht, welche gruppendynamischen Prozesse etwa die Teilnahme von z. B. Vorgesetzten auslösen kann;
2. Moderation, bzw. Prozessbegleitung klären;
3. schriftliches Festhalten der Ergebnisse (Protokollführung) klären;
4. zeitlichen Rahmen abstecken.

3.2 Motivationsarbeit in der AG

Die große Frage, die man in vielen Einrichtungen hört, ist: »*Wie motiviere ich meine Mitarbeiter?*« Doch eigentlich muss die Frage ganz anders lauten: »*Wie entlocke ich die vorhandene Motivation meiner Mitarbeiter bzw. welche Faktoren haben bisher die Motivation meiner Mitarbeiter unterdrückt*«?
Wenn man überlegt, welche Motivatoren die Mitarbeiter in den Beruf der Altenpflege gelockt haben, ließe sich folgende Liste aufstellen:

- Die Tatsache, dass man für Menschen etwas Gutes tun kann.
  Belohnung für den Mitarbeiter: Gutes Gewissen.
- Abwechslung und besondere Anforderung durch die Tatsache, dass man mit Menschen arbeitet und nicht mit toter Materie.
  Belohnung für den Mitarbeiter: Man fühlt sich wichtig und wird gebraucht.
- Altenpflege ist auf das Funktionieren eines guten Teams angewiesen.
  Belohnung für den Mitarbeiter: Man fühlt sich nicht als Einzelkämpfer und hat soziale Kontakte;
- Durch gute Pflege und gelungene Beziehungsprozesse sieht man Erfolge.
  Belohnung für den Mitarbeiter: Erfolgserlebnisse und hohe Befriedigung durch die Dankbarkeit der Bewohner.

Durch die vielerorts verbreiteten unbefriedigenden Strukturen und Prozesse in den Einrichtungen werden viele dieser Motivatoren nicht oder kaum erfüllt. Oder sie sind einfach im Alltag verloren gegangen. Arbeitsüberlastung, zerstrittene Teams und hohe Ausfallquoten durch Burn-out-Syndrom sind häufig die Folge.

Doch gerade eine gute Konzeptentwicklung kann die verloren geglaubten Motivatoren wieder beleben. Um die Mitarbeiter nun von der Wichtigkeit eines neuen Konzepts zu überzeugen, sollte nicht in erster Linie die gesetzliche Verpflichtung als Argument herangezogen werden, sondern das Ziel verdeutlicht werden: Die Mitarbeiter selbst haben etwas davon, wenn das Konzept erarbeitet und umgesetzt ist.

Die Mitarbeiter werden durch ein gelungenes Konzept:

- eine bessere Pflegequalität erreichen können;
- dadurch mehr Erfolgserlebnisse durch zufriedene Bewohner haben;
- stolz auf das selbst erarbeitete Konzept sein;
- sich mehr bemühen, das Konzept auch umzusetzen, da es ja ihr eigenes ist;
- in funktionierenden Teams arbeiten, da die konstruktive Teamarbeit auch Bestandteil des Gesamtkonzepts ist.

Bevor Sie in der Arbeitsgruppe an die konkrete Arbeit gehen, sollten Sie auf jeden Fall zunächst arbeitsbelastende Faktoren der Mitarbeiter im Pflegebereich erfragen und wertfrei sammeln. Listen Sie alle Punkte auf einer großen Wandzeitung auf.
Im zweiten Schritt können Sie in der Regel gut die Zusammenhänge deutlich machen, dass diese belastenden Faktoren durch konkrete Lösungsansätze im neuen Konzept berücksichtigt werden sollen und müssen.

Haben die Mitarbeiter das Gefühl, dass sich ihre eigenen Arbeitsbedingungen durch das neue Konzept verbessern, werden sie auch die ganze Motivation, die in ihnen steckt, zu Tage fördern und engagiert bei der Sache sein.

Die Tatsache, dass auf Grund der gesetzlichen Vorgaben ohnehin ein Konzept vorgehalten werden muss, spielt hierbei nur eine untergeordnete Rolle. Durch gesetzlichen Druck lässt sich keine Motivation verordnen, sondern nur Widerstand erzeugen.

Die einzelnen Arbeitsschritte:

1. Anlass zur Konzeptentwicklung/-überarbeitung klären, bzw. transparent machen.
2. Was haben wir von neuen Konzepten? (mehr Mitarbeiterzufriedenheit, geringere Ausfallquote etc.);
3. Ziele der Konzeptentwicklung verdeutlichen (z. B. erhöhte Pflegequalität, mehr Bewohnerzufriedenheit, Erfüllung gesetzlicher Vorgaben etc.).

3.3 Inhaltliche und organisatorische Zielvorstellungen

Zur besseren Orientierung müssen im Vorfeld die Zielvorstellungen zum neuen Konzept geklärt sein:
- Welche Ziele will unser Träger verwirklichen?
- Welche Ziele schreibt der Gesetzgeber vor?
- Welche Ziele wollen die Bewohner (Kunden) der Einrichtung umgesetzt sehen?
- Welche Ziele wollen die Mitarbeiter?

Diese Sammlung aller Ziele kann aufgeteilt werden in:
1. Organisatorische Ziele (Strukturen und Prozesse) und
2. Inhaltliche Ziele (Leitbild mit gerontopsychiatrischen Pflegeansätzen).

Wenn diese Zielvorstellungen bekannt sind, kann man sie zusammenfassen und als Prämisse für das gesamte Konzept festschreiben.

Die einzelnen Arbeitsschritte:
1. Gemeinsam (auch mit dem Träger) klären, welche **inhaltlichen Vorstellungen** man im neuen Konzept verwirklichen möchte und welche **organisatorischen Voraussetzungen** dafür erfüllt sein müssen. Diese Punkte müssen dann bei der Konzepterarbeitung berücksichtigt werden.
2. Inhaltliche Ziele setzen: Was wollen wir zukünftig inhaltlich umsetzen?
3. Organisatorische Ziele setzen: Wie wollen wir zukünftig arbeiten?

3.4 Theoretische Konzeptentwicklung anhand einer einheitlichen Gliederung

Im Folgenden wird ein Konzept vorgestellt, das als Orientierung dienen soll. In diese Gliederung sind bereits die Anforderungen des Gesetzgebers eingebaut. Die von mir überarbeitete Gliederung (siehe Kap. 4) beruht auf einem Vorschlag von *Christiane Sowinski* vom *Kuratorium Deutschen Altershilfe* in Köln.[9] Der Gliederungsvorschlag muss natürlich stets auf die Bedürfnisse der eigenen Einrichtung hin überarbeitet werden. Durch praktische Anwendung hat sich jedoch die vorgeschlagene Gliederung schon in einigen Einrichtungen bewährt.

Die einzelnen Arbeitsschritte:
1. Orientierung an vorhandenen Gliederungen und an den Vorgaben des SGB XI.
2. Gliederung auf die eigenen Bedürfnisse abstimmen.

3.5 Grundeinstellungen zur Pflege

Ist das Grundraster für die Konzeptgliederung fertig gestellt, kann die eigentliche inhaltliche Arbeit beginnen. Zunächst sollte in der Arbeitsgruppe die Grundhaltung zu folgenden Fragen ermittelt werden, da die Einstellungen bei Pflegekräften erfahrungsgemäß sehr auseinander gehen können:

- Wie ist unser Menschenbild?
- Wie ist unser Pflegeverständnis?

Wenn dieser Diskussionsprozess abgeschlossen ist, werden die Ergebnisse, auf die sich alle Arbeitsgruppenteilnehmer einigen können, kurz schriftlich zusammengefasst. Die Grundlage für das zukünftige Leitbild ist gelegt. Außerdem verfügen Sie nun über eine Übersicht der Einstellungen und Grundsätze ihrer Mitarbeiter, die in der Einrichtung bereits gelebt werden.
Wichtig ist nun die Festschreibung der Inhalte, die sich in der Einrichtung bereits bewährt haben. Zusammen mit den gelebten Grundhaltungen ergibt sich daraus eine Zusammenstellung aller Inhalte, die bereits praktiziert werden und somit nicht mehr neu eingeführt werden müssen.
Doch Vorsicht: Manchmal erwischt man sich bei der Aufstellung hoch moralischer Grundeinstellungen dabei, dass man sich »etwas in die Tasche lügt«. Überprüfen Sie sich selbstkritisch und postulieren Sie wirklich nur die Grundsätze, die in Ihrer Einrichtung bereits hundertprozentig umgesetzt werden. Sie tun sich sonst keinen Gefallen.

Der einzelne Arbeitsschritt:
1. Grundhaltungen zum Menschenbild und zum Pflegeverständnis zusammentragen.

3.6 Erarbeitung eines Pflegeleitbilds

Gut vorbereitet durch die Zusammenstellung der Ziele und der bereits umgesetzten Grundeinstellungen können Sie nun an die Erarbeitung des Pflegeleitbilds gehen. In der Literatur gibt es zur Leitbilderarbeitung einiges zu lesen. Es empfiehlt sich jedoch, eine sehr vereinfachte Form des Pflegeleitbilds zu nehmen, da es von Mitarbeitern, Bewohnern und Angehörigen auch besser verstanden wird. Das Leitbild soll ja eine Visitenkarte des Unternehmens darstellen und muss daher übersichtlich und leicht verständlich sein.

Das Pflegeleitbild beinhaltet Zielvorstellungen, die in der Einrichtung durch die praktizierte Pflege und Betreuung umgesetzt werden sollen. Anhand dieser kann Zielvorstellungen können Kunden und Mitarbeiter überprüfen, ob Zielvorstellungen und praktische Realität übereinstimmen.

Das Leitbild muss natürlich die Vorgaben des Trägers, des Gesetzgebers und der Kunden beinhalten. Die Orientierung an einem Pflegemodell (z. B nach *Monika Krohwinkel*) muss sich ebenfalls in den Zielen widerspiegeln. Im Fachbuchhandel sind mittlerweile einige Bücher über Pflegemodell und -theorien erschienen. Ich nenne hier nur einige Autoren von bekannten Pflegetheorien: *Virgina Henderson, Monika Krohwinkel, Hildegard Peplau, Nancy Roper, Calista Roy, Karin Wittneben*, etc.
Der Gesetzgeber spricht in den »*Gemeinsamen Grundsätzen und Maßstäben zur Qualität und Qualitätssicherung einschließlich des Verfahrens zur Durchführung von Qualitätsprüfungen nach § 80 SGB XI in ambulanten, teilstationären und vollstationären Pflegeeinrichtungen*« bei der Erfüllung der Bedürfnisse und des Pflegebedarfs der Bewohner von den AEDL (Aktivitäten und existenziellen Erfahrungen des Lebens).
Die Aufteilung anhand der so genannten AEDL gibt es nur bei dem Pflegemodell nach *Monika Krohwinkel*. Der Gesetzgeber hat zwar den Einrichtungen freigestellt, an welcher Pflegetheorie sie sich orientieren kann, jedoch scheint hier das Modell nach *Krohwinkel* favorisiert zu werden, da ausdrücklich von den AEDL die Rede ist. Ich persönlich halte dieses Modell auch für gut geeignet, da es im Unterschied zu den meisten anderen in Deutschland entstanden, auf die hiesigen Verhältnisse zugeschnitten und speziell auf die Pflege alter Menschen abgestimmt ist.
Bedenken Sie bei der Formulierung der Ziele in ihrem Pflegeleitbild, dass Sie immer auch praktische Ideen haben müssen, wie Sie die Ziele in der Realität umsetzen wollen. Unrealistische Ziele sind schon im Vorfeld zum Scheitern verurteilt.

Das Pflegeleitbild ist kein Papier zur Ruhigstellung des MDK oder der Heimaufsicht, sondern die Richtschnur der Pflege- und Betreuungsqualität ihrer Einrichtung.

Im praktischen Alltag müssen sich diese Grundsätze durch konkretes Handeln widerspiegeln. Die gesetzlichen Vorgaben müssen Sie allerdings aufnehmen und praktisch umsetzen, auch wenn Sie das zur Zeit eher unrealistisch finden. Es muss dann geprüft werden, mit welchen Lösungswegen diese Ziele realisiert werden können.

Die einzelnen Arbeitsschritte:

1. Erläutern Sie mit den Mitarbeitern die Notwendigkeit eines Pflegeleitbildes:
- Orientierung für alle Mitarbeiter
- wichtiges Qualitätsmerkmal
- gesetzliche Vorschrift

2. Erarbeiten Sie Ihr eigenes Leitbild:
- Mitarbeit durch Mitarbeiter der »Basis«
- Orientierung an vorhandenen Leitbildern
- Orientierung an bereits in der Einrichtung »gelebten« und umgesetzten Leitlinien

3. Stellen Sie das Leitbild den anderen Mitarbeitern vor:
- Vorstellung des Leitbilds
- Sammlung von Änderungs- bzw. Ergänzungswünschen
- Überarbeitung des Leitbilds

4. Stellen Sie das Leitbild der Heimleitung, Geschäftsführung etc. vor:
- Offizielle »Absegnung« des Leitbilds

Bei der praktischen Umsetzung sind später folgende Punkte zu berücksichtigen:

5. Überprüfen und überarbeiten Sie ggf. alle weiteren vorhandenen konzeptionellen Unterlagen, ob sie mit dem neuen Leitbild konform gehen:
- z. B. Pflegestandards, Einarbeitungssystem für neue Mitarbeiter etc.

6. Stellen Sie sicher, dass die Kernaussagen des Leitbildes in der Praxis auch gelebt werden:
- Schulung aller Mitarbeiter
- Appell an Eigenverantwortung
- Controllingsystem

3.7 Theoretische Fortbildungseinheiten

Ein Genie fällt nicht vom Himmel. Nicht alle Arbeitsgruppenmitglieder werden mit dem aktuellen Lehrbuch unter dem Kopfkissen zu Bett gehen. Mit Sicherheit werden sie vor und während der Konzepterarbeitung einen enormen Fortbildbildungsbedarf haben, denn sie benötigen eine Übersicht der gängigen Pflegemodelle und Theorien und gerontopsychiatrischen Pflegekonzepte.
Auch organisatorisch haben die Mitarbeiter eventuell Nachholbedarf. Ob es nun um Verfahren der Qualitätssicherung geht oder um Pflegesysteme, um Pflegeprozess und -dokumentation oder aber um das generelle Pflegemanagement, das Führen und Leiten von Mitarbeitern etc.
Zum Teil vorher, aber auch eben während der theoretischen Konzepterarbeitung wird sich dieser Fortbildungsbedarf herausstellen. Er muss durch das Engagieren von Fachdozenten gestillt werden und natürlich durch entsprechende aktuelle Fachliteratur, die vorgehalten werden sollte.

3.8 Schriftliche Erarbeitung des Konzepts

Nun geht es aber an die konkrete Arbeit. Zu diesem Zeitpunkt können Sie in der Arbeitsgruppe auch kleine Untergruppen bilden lassen, die zeitgleich verschiedene Punkte bearbeiten. Sollten Sie ein bestehendes Konzept oder einen Entwurf als Diskussionsgrundlage nutzen, kann dieser auch durch Untergruppen zeitgleich bearbeitet werden. Bei der ohnehin zeitraubenden Vorgehensweise wird dieser Weg wertvolle Zeit einsparen.

Die einzelnen Arbeitsschritte:

1. Zeitlichen Rahmen zur Erarbeitung festlegen.
2. Möglicherweise Untergruppen bilden (nach Neigung und Spezialkenntnissen einzelner Teilnehmer).
3. Straffe Arbeitsorganisation vereinbaren.
4. Protokollführung und Moderation regeln.

Die im folgenden Kapitel vorgestellte Gliederung eines gerontopsychiatrischen Pflegekonzepts (siehe auch Kap. 3.4) hat sich in Praxisprojekten als hilfreich erwiesen. Diese Variante zeigt natürlich nur eine von vielen Möglichkeiten.

4. Ein gerontopsychiatrisches Pflegekonzept

Zunächst auch hier einige einleitende Worte, die die Entstehung der folgenden Gliederung erläutern sollen: Die Grundlage für die folgende Gliederung stammt vom Problemlösungsprozess, der von der Pflegeplanung her bekannt ist. Weiterhin habe ich mich zusätzlich an der Gliederung von *Christine Sowinski* (KDA) [9] orientiert und diese modifiziert. Außerdem sind die gesetzlichen Forderungen durch das SGB XI berücksichtigt. Bei meinen Aussagen zur Beziehungsgestaltung berufe ich mich auf die Ausführungen von *Rüdiger Bauer*, der eine kongruente (übereinstimmende, echte) Beziehungsgestaltung so definiert: »*Die kongruente Beziehungspflege ist die bewusste Wahrnehmung und die professionelle Bearbeitung und Klärung der interpersonellen (zwischenmenschlichen) und interdependenten (gegenseitige Abhängigkeiten) Aspekte einer Schwester-Patient/Bewohner-Beziehung im Pflegeprozess.«10*

Der biografische Ansatz beruht auf den Ausführungen von *Hartmut Emme von der Ahe*, der folgende Definition geprägt hat: »*Biografiearbeit ist nicht in erster Linie eine Technik, eine Wissenssammlung über das Leben des alten verwirrten Menschen. Sie ist in erster Linie eine Haltung der Offenheit gegenüber dem Leben und der Geschichte des demenziell Veränderten. Durch das Interesse an seinem Leben erfährt er eine Wertschätzung.«* (siehe auch Kap. 4.6.1.1)

Bei der validierenden Grundhaltung habe ich mich an den Ausführungen von *Nicole Richard* orientiert, die sagt: »*Validieren kann übersetzt werden mit »wertschätzen, annehmen, akzeptieren«. Validation ist einerseits eine grundsätzliche Haltung im Umgang mit Demenzkranken und andererseits eine konkrete Umgehensweise mit Verwirrten und Demenzerkrankten, die sich an der ganz persönlichen und vom Betroffenen subjektiv erlebten Lebenssituation orientiert.«* [6](siehe auch Kap. 4.6.2)

4.1 Gliederung und Beschreibung der Einrichtung

Hier sollte die Beschreibung der Station oder Einrichtung erfolgen, für die Sie das neue Konzept entwickeln wollen. Ein Beispiel: Bei dieser Station (Einrichtung / Wohnbereich) handelt es sich um eine stationäre gerontopsychiatrisch ausgerichtete Altenpflegeeinrichtung (Wohnbereich), die insbesondere Bewohner mit mittelgradigen bis schweren gerontopsychiatrischen Störungen betreut.

4.2 Zielsetzung der stationären Versorgung in der Einrichtung

Übergeordnetes Pflegeziel:
Die individuelle Lebensqualität des Heimbewohners soll erhalten und nach Möglichkeit verbessert werden. Dazu wird individuell und systematisch ermittelt (Einbeziehung der Angehörigen), was der Bewohner individuell unter Lebensqualität versteht. Diese Bedürfnisse sollen im Rahmen der Möglichkeiten umgesetzt werden.

Ganzheitlichkeit:
Die Mitarbeiter der Einrichtungen begreifen ihre Arbeit als ganzheitliche Betreuung im Bereich der körperlichen, seelischen und geistigen Bedürfnisse der Bewohner. Sie stellen die Beziehungsgestaltung zum Bewohner in den Vordergrund mit dem Ziel der Förderung der Lebensqualität.

Individualität:
Der Bewohner wird als individuelles Wesen begriffen und entsprechend betreut. Das bedeutet, dass Ressourcen, Wünsche und Bedürfnisse, wie auch die Pflegeprobleme individuell und systematisch ermittelt, dokumentiert und in entsprechende Betreuungsarbeit integriert werden.

Aktivierende Pflege:
Die Bewohner werden in ihrer Selbstständigkeit gefördert und unterstützt, damit sie so lange wie möglich auf ihr individuelles Selbsthilfepotenzial zurückgreifen können. Auch der Wunsch nach Passivität und Rückzug (es sei denn, er begründet sich krankheitsbedingt) wird respektiert. Ressourcen werden aktiv gefördert, um sie so lange wie möglich zu erhalten.

Selbstbestimmung und Selbstständigkeit des Bewohners:
Die Mitarbeiter setzen sich bewusst und reflektiert mit dem Selbstbestimmungsrecht des Bewohners auseinander. Es erfolgt ein intensiver reflektierter Entscheidungsprozess im Team, in Zusammenarbeit mit dem Bewohner und der Angehörigen, wenn der Bewohner sein Selbstbestimmungsrecht so ausübt, dass er Entscheidungen trifft, die möglicherweise negative Folgen für ihn haben können.

Würde des Bewohners:
Die Würde des Bewohners ist unantastbar. In den Pflege- und Prozessstandards wird nähere Auskunft darüber gegeben, wie dieser Grundsatz in der entsprechenden Beziehungsgestaltung zu berücksichtigen ist.

Förderung der Pflegebereitschaft von Angehörigen:
Angehörige werden intensiv in den Betreuungsprozess einbezogen. Sie erhalten Gelegenheit, sich an der Pflege und Betreuung zu beteiligen, erfahren fachliche Beratung und Hilfe und werden in das Einrichtungsleben integriert.

Koordinierung mit anderen Hilfsangeboten:
Die Einrichtung baut ein systematisches Kooperationsnetz auf. Sowohl innerhalb der Einrichtung zwischen den einzelnen Berufsgruppen, als auch außerhalb zwischen den behandelnden Fachärzten, den Hausärzten, zu den ehrenamtlichen Helfern, den Kirchengemeinden, den umliegenden Krankenhäusern und anderen ambulanten, teil- und vollstationären psychiatrischen Einrichtungen.

Pflegeleistungen nach anerkanntem Stand der Wissenschaft:
Die Qualität der pflegerischen Leistungen beruht auf Pflegestandards, die in der Einrichtung als bindende Vorgabe existieren und angewendet werden. Die Standards werden regelmäßig durch eine Arbeitsgruppe anhand der aktuellen Fachliteratur überarbeitet und an den aktuellen Stand der Wissenschaft angepasst.

Erbringung der Leistung hinsichtlich der religiösen Bedürfnisse der Bewohner:
Die Bewohner haben grundsätzlich ein Recht auf die Ausübung von religiösen Bedürfnissen. Sie erhalten Gelegenheit an den vorhandenen Angeboten teilzunehmen. Gewohnheiten und Bedürfnisse diesbezüglich werden grundsätzlich erfasst und berücksichtigt.
Anmerkung: Diese Zielsetzungen orientieren sich an dem MDK-Konzept zur Qualitätssicherung der Pflege nach SGB XI.

4.3 Beschreibung der Klientel mit ihren Krankheitsbildern

Insbesondere Menschen mit primären chronischen Demenzen (Senile Demenz vom Alzheimer Typ, Multi-Infarkt-Demenz), Altersdepressionen, Alterswahnerkrankungen (und evtl. weitere Erkrankungen) können in dieser Einrichtung eine angemessene und speziell auf diesen Personenkreis ausgerichtete Betreuung erfahren.

4.4 Pflegeleitbild

Von den Mitarbeitern wird in einer Arbeitsgruppe ein Pflegeleitbild erarbeitet. Man kann auch ein Betreuungsleitbild erarbeiten. Das Betreuungsleitbild hat dann für alle Berufsgruppen innerhalb der Einrichtung Gültigkeit und schließt das Pflegeleitbild mit ein. Das Pflegeleitbild sollte die folgenden Gliederungspunkte beinhalten.

4.4.1 Menschenbild

Hier sollten Grundsätze eines humanistischen Menschenbildes, dass dem gesamten Konzept zu Grunde liegt, in einfachen Worten festgehalten werden.

4.4.2 Gesundheits- bzw. Krankheitsverständnis

Die Beschreibung eines Gesundheits- bzw. Krankheitsverständnisses hat neben dem Menschenbild grundsätzlichen Einfluss auf die Beziehungsgestaltung zum Bewohner. Folgende grundsätzliche Aussagen könnten in diesem Punkt verarbeitet werden: »Jeder Mensch hat ein Recht auf Verwirrtheit.« Das heißt, dass »verwirrtes« Verhalten nicht um jeden Preis »korrigiert« werden soll, sondern dass die Bewohner sich in ihrer verwirrten »Scheinwelt« auch so verhalten dürfen, wie sie mögen. Durch die reflektierende Grundhaltung der Mitarbeiter werden jedoch Extremsituationen, in denen der Bewohner sich oder anderen schadet, erkannt und verhindert.

Die aktive Einforderung der Rechte und Bedürfnisse durch den Bewohner werden nicht als störendes und krankhaftes Verhalten interpretiert, sondern als gesunder Ansatz des Selbstbestimmungsrechtes gewertet und entsprechend berücksichtigt.

Bei gerontopsychiatrischen Erkrankungen zeigt der Betroffene ein Verhalten, dass nicht immer seine wahre Persönlichkeit widerspiegelt. Der Bewohner ist immer mehr als das, was sich durch seine Erkrankung nach außen zeigt. Seine Lebensgeschichte, die Erfahrungen und seine Persönlichkeit gilt es zu entdecken und im Betreuungsprozess zu berücksichtigen.

4.4.3 Leitprinzipien für die Pflege (Pflegeleitbild)

An dieser Stelle erscheinen die Leitprinzipien, die sich an den Zielsetzungen im Kapitel 4.2 orientieren.
Die Leitprinzipien müssen bei der Erstellung der Pflege- und Betreuungsstandards mit eingearbeitet werden.
Folgende Leitprinzipien könnten zur möglichst idealen Beziehungsgestaltung konkret verfolgt werden:

1. Die Beziehungsgestaltung zum verwirrten alten Menschen soll sich am Validationskonzept und am biografischen Ansatz orientieren.
2. Die individuelle Lebensqualität der gerontopsychiatrisch veränderten Bewohner soll nach deren Bedürfnissen erhalten bzw. verbessert werden.
3. Die uns anvertrauten Menschen sind in ihrer Ganzheitlichkeit zu betrachten und zu behandeln.
4. Die Selbstständigkeit der Bewohner ist durch aktivierende Pflege so lange wie möglich zu erhalten und zu fördern
5. Die Autonomie des Bewohners ist zu beachten.
6. Der verwirrte alte Mensch soll sich verstanden und respektiert fühlen.
7. Beim Bewohner sollen nicht nur Probleme erkannt werden, sondern Ressourcen ermittelt, erhalten und gefördert werden.
8. Die verwirrten alten Menschen sollen eine auf ihre Situation angemessen zugeschnittene Tages- und Wochenstruktur vorfinden.
9. Gerontopsychiatrisch veränderte alte Menschen sollen einer individuell angemessenen Beschäftigung nachgehen können.
10. Die verwirrten alten Menschen sollen sich möglichst selbstständig orientieren können.
11. Die Bewohner sollen eine Umgebung vorfinden, die auf ihre individuelle Lebenssituation abgestimmt ist.
12. Der depressive alte Mensch erhält eine angemessene pflegerische Unterstützung
13. Der »schwierige«« alte Mensch soll sich trotz der Probleme im gegenseitigen Umgang respektiert und akzeptiert fühlen.
14. Die verwirrten alten Menschen sollen eine angemessene körperliche Pflege erfahren.

4.4.4 Mitarbeiterorientierte Ziele

Hier werden Ziele erarbeitet, die mitarbeiterorientiert sind. Sie betreffen die Motivation, die Arbeitszufriedenheit und die Unternehmenskultur. Stichpunkte hierzu:

1. Für die Mitarbeiter sind Arbeitsplatzbeschreibungen vorhanden.
2. Es wird ein kooperativer und partizipativer Führungsstil angestrebt und regelmäßig im Team reflektiert.
3. Es wird Wert darauf gelegt, dass möglichst viel Handlungs- und Entscheidungsspielraum für die Mitarbeiter vorhanden ist, um die Motivation und damit auch die Arbeitszufriedenheit zu erhöhen.
4. Den Bedürfnissen der Mitarbeiter wird insofern Rechnung getragen, als zur Bearbeitung von Konflikten, zur Reflexion von problematischen Situationen, für kollegiale Fallbesprechungen, etc. entsprechender Besprechungszeitraum dem Team zur Verfügung gestellt wird.

4.4.5 Gründe für pflegerisches Eingreifen

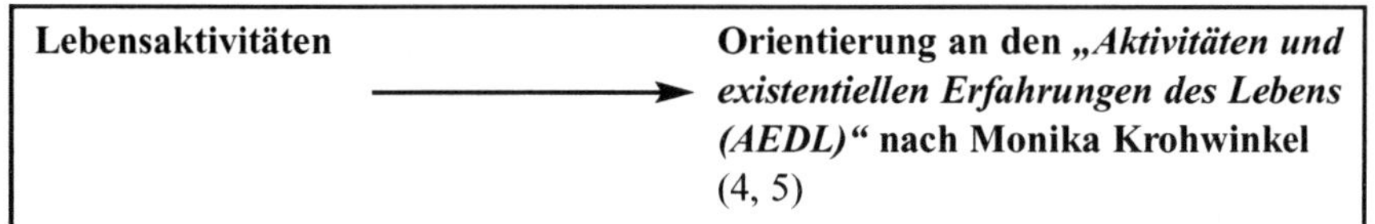

Übergeordnete Lebensqualitäten:

- Sich als Mann oder Frau fühlen und verhalten
- Existenzielle Erfahrungen berücksichtigen

Lebensaktivitäten und -phänomene:

- Kommunikation
- Orientierung und Gedächtnis
- Vitalfunktionen
- Schmerzen
- Mobilität
- Sich Kleiden
- Körperpflege
- Essen und Trinken
- Ausscheiden
- Ruhen und Schlafen
- Sich beschäftigen im Rahmen der Alltagsgestaltung.
- Soziale Beziehungen
- Für eine sichere Umgebung sorgen
- Sterben

Abb. 2: Aktivitäten und existentiellen Erfahrungen des Lebens nach *Krohwinkel*.

Die Vorgaben des SGB XI verlangen die Orientierung an einem Pflegemodell. Das AEDL-Modell von *Krohwinkel* (s. Abbildung 2) bietet sich zur Orientierung an. Kernaussagen aus diesem Modell sollten an dieser Stelle im Konzept erläutert werden.

4.5 Milieugestaltung

Um eine bewohnergerechte Betreuung zu gewährleisten müssen folgende Punkte bei der Milieugestaltung beachtet werden:

4.5.1 Äußeres Milieu

1. Helles Licht /500 Lux
2. Prothetische Umgebung mit praktischen Orientierungshilfen (wie Symbole, Bilder, Objekte, Beschriftungen, zu denen der Betroffenen einen Bezug hat), Tastflächen, Düften, Geräuschen zur Förderung der Sensibilität, der Sinne und zur Stimulierung, Rückzugsmöglichkeiten, Umgang mit Tieren, etc.
3. Harmonische Farbgebung – Pastellfarben
4. Ausgestaltung mit altersentsprechendem Mobiliar (Vertrautheit durch Langzeitgedächtnis)
5. Persönliche Möbel und Gegenstände zulassen
6. Jahreszeitgemäßer Raumschmuck
7. Bewegungsmöglichkeiten innen wie außen
8. Gartenanlage mit Streicheltieren und Möglichkeit zur leichten Gartenarbeit (Kräuter oder Blumenecke)

4.5.2 Alltagsgestaltung

1. Angemessene Tages- und Wochenstruktur mit Beschäftigungsangeboten, die sich an den Fähigkeiten, Interessen und Ressourcen orientieren. Aspekte dazu sind:
   - Kein Leistungsdruck,
   - Individuelle Beschäftigung zulassen (nicht das Ergebnis zählt, sondern die Beschäftigung als solche)
   - nicht über- oder unterfordern
   - nur Tätigkeiten anbieten, mit denen sich der Betroffene identifizieren kann
2. Ruhezeiten einräumen
3. Individuelle Beschäftigung zulassen
4. Unruhe und »Laufdrang« zulassen, bzw. ermöglichen
5. Prinzip der Stetigkeit beachten, d. h. einen festen Rhythmus der angebotenen Aktivitäten kontinuierlich einhalten
6. Frühstücksgruppen
7. Angebote abends bzw. sogar nachts

Das Gesamtmilieu wird natürlich entscheidend von der Beziehungsgestaltung beeinflusst, daher ist dem folgenden Kapitel besondere Beachtung zu schenken.

4.6 Konzept der direkten Betreuung und Beziehungsgestaltung

Alle Mitarbeiter haben das Ziel, die Beziehung zum Bewohner so zu gestalten, dass eine professionelle Beziehung entsteht, die auf folgenden Qualitäten aufbaut:

1. Akzeptanz des Bewohners
2. Interesse für den Bewohner;
3. Empathie (Einfühlung)
4. Wertschätzung
5. Kongruenz (Echtheit, Offenheit)
6. Vertrauen
7. ausgewogenes Verhältnis zwischen Nähe und Distanz
8. Reflexionsfähigkeit der Pflegekraft

Pflegearbeit besteht eben nicht nur aus den klassischen sichtbaren Anteilen, sondern auch und insbesondere aus den unsichtbaren Formen der Pflegearbeit. Auf diese unsichtbaren Anteile der Pflegearbeit ist besonderer Wert zu legen, da die Qualität der gesamten Pflege insbesondere durch diese Formen der Arbeit beeinflusst wird.

Die Beziehungsgestaltung orientiert sich an folgenden Grundhaltungen, die sich auf die Betreuung alle Bewohner, insbesondere aber auf verwirrte Menschen, bezieht:

1. biografische Haltung
2. validierende Haltung (insbesondere bezogen auf verwirrte Bewohnerinnen)
3. selbstreflektierende Haltung

4.6.1 Biografiearbeit und biografische Grundhaltung

Hartmut Emme von der Ahe

Biografiearbeit ist in aller Munde, aber sie wird oft mit dem einmaligen Ausfüllen und Abheften einer Art von tabellarischem Lebenslauf verwechselt. Oder sie wird mit dem Allerweltsargument: »*Dazu ist keine Zeit*« abgetan. Welch ein Missverständnis! Biografiearbeit beginnt in der alltäglichen Begegnung mit der Bewohnerin und endet vielleicht, aber eben auch nur vielleicht in verschriftlichten oder anderweitig gestalteten Blättern oder Büchern. Am Anfang steht aber immer die biografische Grundhaltung

4.6.1.1 Biografische Grundhaltung

Biografiearbeit ist nicht in erster Linie eine Technik, eine Wissenssammlung über das Leben des alten verwirrten Menschen. Sie ist in erster Linie eine Haltung der Offenheit gegenüber dem Leben und der Geschichte des demenziell Veränderten. Durch das Interesse an seinem Leben erfährt er eine Wertschätzung. Dabei ist eine kontinuierliche Aufmerksamkeit gegenüber der Fülle von Erinnerungen und Lebenserfahrungen erwünscht. Solch eine Einstellung gegenüber den desorientierten Bewohnern verändert die Begegnung mit ihnen. Gängige Altersstereotypen werden abgebaut. Es entsteht ein Dialog über unsere Lebensgeschichten: seine und meine.

Im Bild gesprochen: Eine verblühende oder verwelkte Blume betrachte ich mit anderen Augen, wenn ich weiß, wie sie geblüht hat, wie sie ihre ganze Pracht entfaltet hat, wie sie gewachsen ist. Ein gealterter, hirnorganisch abgebauter Mensch ist weit mehr als ich zunächst an ihm wahrnehmen kann. In jedem alten Körper wohnt noch ein junges Mädchen, oder ein junger Mann; eine liebende Mutter, ein verantwortungsvoller Vater.

So wie ich aus meinem Leben erzähle, bin ich auch neugierig auf das Leben dessen, den ich betreue. Ich wünsche mir die Wertschätzung meiner Person, meines Lebens und meiner Lebensleistung. Über mein biografisches Interesse versuche ich meinem Gegenüber diese Wertschätzung entgegen zu bringen. Solch ein biografisches Interesse, solch eine biografische Grundhaltung ist nicht sofort vorhanden. Sie muss sich langsam entwickeln und wachsen. Sie ist situationsabhängig und ein Ausdruck gegenseitigen Vertrauens. Für die biografische Grundhaltung ist keine »Extrazeit« nötig. Sie ist ganz nebenbei da, z. B. im Gespräch während der Pflegehandlungen. Die sich durch die biografische Grundhaltung bildende Biografiekenntnis ist von dreifachem Nutzen.

4.6.1.2 Ohne Biografiekenntnis keine personenorientierte Betreuung

In der Betreuung von demenziell Veränderten stellen wir uns oft die Frage: »*Warum nur macht sie das?*« »*Warum ist er so?*« Oft können sich die Betroffenen nur noch eingeschränkt äußern, meistens sprechen sie in Rätseln. Biografiekenntnisse sind hilfreich beim Verstehen des **Verhaltens** und **Erlebens** der Verwirrten. Vor dem Hintergrund ihrer Lebensgeschichte und der aktuellen Lebenssituation ist das Handeln der Dementen oft durchaus sinnvoll. Es ist sinnvoller, als wir oft meinen. Ihre Wirklichkeit ist eine andere als die unsere. Wenn ich sie verstehen möchte, muss ich den situationsbedingten und den lebensgeschichtlichen Anteil ihres Verhaltens und Erlebens kennen und zu unterscheiden versuchen.
So kann ich die Biografiekenntnis als Basis für konkrete Hilfestellungen verwenden. Wenn sich z. B. eine verwirrte alte Frau im Rahmen der tagesstrukturierenden Betreuung weigert, Kartoffeln zu schälen, so kann dies situativ bedingt sein, oder aber: Sie hat nie gern Kartoffeln geschält. Was aber macht sie dann gern? Welche schöpferischen oder ergebnisorientierten Werte haben ihr Leben ausgemacht? Welche sind unter den veränderten Bedingungen fortführbar. Eine personenorientierte Betreuung ist ohne Biografiekenntnisse nicht möglich.

4.6.1.3 Biografiekenntnis sichert die lebensgeschichtliche Kontinuität

Die Betreuung demenziell Veränderter ist oft deswegen so anstrengend, weil gegen ihren Widerstand gearbeitet wird. Wir alle legen großen Wert auf die Pflege unseres Image, den Erhalt unserer Identität. Trotz der immer auch vorhandenen Brüche in unserem Leben versuchen wir, seine Kontinuität aufrecht zu erhalten. Das ist eine Form der Sorge für uns selbst. Demente selbst können diese Kontinuität in Rhythmen, Gewohnheiten und Selbstbild nicht aufrechterhalten, weil sich ihr Bewusstsein verdunkelt. Sie können uns aber ihren Widerstand gegenüber etwas Nichtgewolltem spüren lassen. Wenn wir wissen oder doch zumindest eine Ahnung haben, was ihr Wünschen und Wollen ist, dann können wir ihnen im Sinne ihres Vorlebens eher zu ihrem Recht verhelfen. So kann Biografiekenntnis im Rahmen der Pflegeplanung zu individueller Betreuung führen. Nur wenn wir einen Menschen richtig kennen gelernt haben, sind wir auch in der Lage, auf seine Bedürfnisse eingehen zu können. Auch das Pflegemodell von *Krohwinkel* mit den »existenziellen Erfahrungen des Lebens« zielt in diese Richtung.

4.6.1.4 Biografiekenntnis eröffnet einen Zugang zur Erlebniswelt der Dementen

Auf Grund ihres Krankheitsbildes ziehen sich demenziell Veränderte in ihr Inneres zurück. Sie tun dies, weil sie mit ihrem aktuellen Leben nicht mehr zurecht kommen, weil die äußere Realität sie überfordert. Die erlittenen hirnorganischen Verluste können sie nicht ausgleichen; vom Verstand her können sie ihr Leben nicht mehr bewältigen. So leben sie oftmals in Szenen der Vergangenheit, die filmartig vor ihrem inneren Auge ablaufen. Das, was sie aktuell erleben und fühlen, verschlüsseln sie in ihr vergangenes Leben hinein. Dort kennen sie sich noch einigermaßen aus. Sie kombinieren aktuelle Gefühle **und** alte Erlebnisse, die ihnen im Langzeitgedächtnis zur Verfügung stehen. Zugang zu dieser Erlebniswelt bekommen wir nur über ein einfühlendes Nachspüren und die Kenntnis jener Lebensbilder, die die Dementen bevorzugt aufsuchen, in denen sie meinen, noch leben zu können oder in denen sie vielleicht sogar leben müssen. In der täglichen Kommunikation ist die Biografiekenntnis ein hervorragender Ansatzpunkte für ein Gespräch. Wir wissen dann zum Beispiel, über welche Themen sich der Bewohner besonders gerne unterhält und wir können bei den Themen ansetzen, von denen wir wissen, dass sie der Bewohner noch beherrscht (ressourcenorientiert).

4.6.1.5 Verschriftlichung oder anderweitige Gestaltung von Lebensgeschichte

Ansatzweise soll hier auch noch etwas über die Verschriftlichung oder anderweitige Gestaltung von Lebensgeschichte gesagt werden. Neben der biografischen Grundhaltung, die alle Kolleginnen auszeichnen sollte, geht es in einem weiteren Schritt auch um die Verschriftlichung von biografischen Themen und Ereignissen. Hier stellt sich gleich die Frage der Form. Handelsübliche Biografiebögen sind nur bedingt oder gar nicht geeignet. Sie beziehen sich i. d. R. auf die »äußere« Lebensgeschichte, lösen eine falsch verstandene Sammelwut oberflächlicher Daten aus und sind u.U. sogar datenschutzrechtlich bedenklich. Ein unterschiedsloses Datensammeln ist im Arbeitsalltag nicht durchzuhalten und auch wenig nützlich. Deshalb seien hier folgende Hinweise und Anregungen gegeben:

1. Nicht für jede Bewohnerin muß eine Biografie erstellt werden. Bewohner ohne Hirnleistungsstörung können ihre Lebensgeschichte und das, was ihnen wichtig ist erzählen, z. B. beim »Vertellekes« oder im »Erzählcafé« oder eben ganz nebenbei.

Eine Verschriftlichung ist – wenn überhaupt – Sache des Bewohners selbst und gehört auf gar keinen Fall in die Dokumentation.

2. Die »äußere« Lebensgeschichte kann nur als Gerüst dienen. Wichtig ist die »innere« Lebensgeschichte, wie es schon das Wort Er-inner-ung sagt. Und hier gilt die Grundregel: Weniger ist mehr. Weder muss, noch kann oder sollte man alles wissen oder aufzeichnen. Man kann sich getrost auf Prägendes und Krisenhaftes der frühen Lebensjahre beschränken.
3. Lebensgeschichte kann nicht abgefragt werden. Und schon gar nicht am Aufnahmetag. Vielfach wird eine einmalige »Erhebung« durchgeführt und der Bogen dann abgeheftet. Ein guter Biografiebogen ist auf Fortschreibung und Ergänzung hin angelegt. Im Rahmen der biografischen Grundhaltung und bei passenden Gelegenheiten ergibt sich das eine oder andere, oder man kann, wenn eine Vertrauensbeziehung gewachsen ist, gezielt nachfragen. Grundregel: Eine Biografie wird nicht »ausgefüllt«, sondern erstellt – nach und nach.
4. Biografiearbeit mit und für demenziell veränderte Bewohnerinnen ist in der Regel Angehörigenarbeit. Im gezielten Gespräch mit Angehörigen, vielleicht sogar angeregt durch einen schriftlichen Infobrief zur Erklärung der Sache und eine beigelegte anonymisierte »Musterbiografie«, lässt sich viel in Erfahrung bringen.
5. Wohin gehört die Biografie? In die Dokumentation oder ins Bewohnerzimmer? Für beides gibt es gute Gründe. Während ein Biografiebogen vielleicht eher in die Dokumentation gehört, sollte ein Erinnerungsbuch beim Bewohner sein.
6. Bilder sagen oft mehr als Worte. Neben der Verschriftlichung gibt es noch viele andere Möglichkeiten Lebensgeschichte »greifbar« zu machen. Hier ist Kreativität gefragt. Eine ganz hervorragende Form ist die des Erinnerungsbuches. Als Ringbuch angelegt ist es mehr ein »Bilderalbum gegen das Vergessen« oder eine »Lebensgeschichte zum Anfassen« als ein Instrument zur Sicherung einer gute Pflege und Betreuung.

4.6.2 Validierende Grundhaltung (nach Nicole Richard) [6]

Validieren kann übersetzt werden mit »wertschätzen, annehmen, akzeptieren«. Validation ist einerseits eine grundsätzliche Haltung im Umgang mit Demenzkranken und andererseits eine konkrete Umgehensweise mit Verwirrten und Demenzerkrankten, die sich an der ganz persönlichen und vom Betroffenen subjektiv erlebten Lebenssituation orientiert. Dem Verwirrten gelingt es mit zunehmender Demenz immer weniger, sich am »Hier und Jetzt«, an »unserer Realität« zu orientieren. »Der verwirrte Mensch erlebt diese gegenwartsbezogene Realität wie einen Nebel um sich herum, eine undurchsichtige Umwelt, in der er sich nicht mehr zurechtfinden kann.«
Verwirrte ziehen sich aus verschiedensten Gründen, die in der erlebten Gegenwart oder der Vergangenheit liegen, zunehmend in eine andere Wirklichkeit, in ihre »innere Realität« zurück. Die nachempfundenen Erlebnisse, Bilder oder Geschichten dieser Wirklichkeit sind mit deutlichen Gefühlsanteilen verknüpft. Der verwirrte alte Mensch erlebt diese innere Wirklichkeit mit ihren gefühlsmäßigen Erinnerungen lebendig, spürbar und wahr wie eine »Lichtung im Nebel«.

Der Weg zur »Lichtung im Nebel« kann nur gefunden werden, wenn der Verwirrte seine Betreuer durch eine Tür des Vertrauens zu sich lässt. Diese Tür kann über das validierende Gespräch, über die validierende Haltung geöffnet werden.
Validationsarbeit geht von dem Grundsatz aus: Was der Verwirrte äußert und empfindet, hat seine Ursache oder Begründung in seiner Gegenwart bzw. Vergangenheit. Validieren heiß, die hinter dem Verhalten liegenden Gefühle des Verwirrten zu verstehen. Diese Gefühle sind der Antrieb des Verhaltens. Dann gelingt es leichter, das verwirrte Verhalten, die Erlebens- und Sichtweise zu akzeptieren, sie wertzuschätzen und anzunehmen.

Zusammenfassend kann gesagt werden: Die validierende Grundhaltung beruht auf der Akzeptanz, die »innere Realität« des verwirrten Menschen zu akzeptieren und ihn nicht »mit Gewalt« an unserer Realität orientieren zu wollen. Dazu sind folgende fünf Schritte notwendig:

1. Schritt:
Bei einer verwirrten Äußerung oder einem verwirrten Verhalten wird immer zunächst gefragt: »Was ist das dahinter steckende Gefühl?« (z. B. Wut, Schmerz, Trauer, Angst etc.)

2. Schritt:
Es wird nach Anhaltspunkten aus der Biografie gesucht, die das Verhalten oder die Äußerung erklären.

3. Schritt:
Das hinter dem verwirrten Verhalten liegende Gefühl wird »validiert«, das heißt: zuzulassen, zu akzeptieren, anzunehmen, wertzuschätzen.

4. Schritt:
Dieses Verhalten wird bestätigt, indem man es im Gespräch und im Umgang zum Thema macht und wertfrei dem Betroffenen widerspiegelt.

5. Schritt:
Es wird vermieden, die verwirrten Gefühls und Verhaltensäußerungen zu korrigieren, zu konfrontieren, abzuschwächen, wegzunehmen, in »unsere Realität« zurückzuholen.

4.6.3 Selbstreflektierende Haltung

Eine möglichst optimale und professionelle Beziehungsgestaltung setzt nicht nur voraus, dass uns die Bewohner durch ihr Vertrauen eine »Tür in ihre Erlebniswelt« öffnen, sondern sie setzt ebenso voraus, dass die Mitarbeiter dieses notwendige Vertrauen durch ihre eigene Haltung den Bewohnern gegenüber »erarbeiten«.

Eine optimale und professionelle Beziehungsgestaltung setzt voraus, dass sich die Mitarbeiter mit ihren eigenen Grundhaltungen gegenüber den Bewohnern auseinandersetzen. Das bedeutet, dass sich jeder Mitarbeiter grundsätzlich und im Einzelfall mit den am Anfang dieses Kapitels aufgeführten Qualitäten reflektierend auseinander setzen muss, um diesen Qualitäten möglichst nahe zu kommen. Nicht nur die Selbstreflexion ist an dieser Stelle gefragt, sondern auch die Rückmeldungen aus dem Team.

Die »Pflegevisiten« und alle anderen Besprechungen beinhalten automatisch diese reflektierende Grundhaltung. Um diese ideale Beziehungsgestaltung möglichst zu erreichen, wird die Pflege im Bezugspflegesystem organisiert. Die Arbeit wird als bewohnerorientierte Pflege gesehen und orientiert sich neben der Beziehungsgestaltung am problemlösenden Handeln.

Um die Beziehung nach diesen Grundwerten zu gestalten, finden regelmäßige Reflexionsgespräche zwischen den Bezugspflegekräften, den zugeordneten Pflegekräften und dem Gesamtteam statt. Angebote der Fallsupervision, der externen Begleitung und Beratung werden genutzt. Eine interdisziplinäre Zusammenarbeit mit allen am Betreuungsprozess beteiligten Berufsgruppen gehört ebenso zur Planung und Reflexion der Pflege- und Betreuungsleistung wie die eigenverantwortliche Selbstreflexion der zuständigen Pflegekräfte.

4.6.3.1 Eigenes Handeln hinterfragen – Übungen zur Selbstreflexion

Zur Selbstreflexion kann man das eigene Handeln hinterfragen.
Hier einige beispielhafte Fragen:

1. »Warum tue ich jetzt dieses und nicht etwas anderes? – Was habe ich davon, welches Bedürfnis befriedige ich mit dem, was ich da tue?«

➠ **eigene Motivation**

2. »Ist das, was ich da tue, im Sinne unseres Stationskonzepts?«

- Wird die Selbstständigkeit des Bewohners dadurch gefördert?
- Entspricht meine Vorgehensweise den Bedürfnissen des Bewohners?
- Respektiere ich seine autonomen Entscheidungen?
- Nehme ich den Bewohner ernst?
- Akzeptiere ich seine persönliche Art zu Leben?
- Habe ich das richtige Verhältnis zwischen Nähe und Distanz?
- …

➠ **professionelle Haltung**

3. Wie kann ich für mich überprüfen, ob ich mich auch professionell verhalte?

- Eigene Vorgehensweise selbst hinterfragen
- Eigene Gefühle wahrnehmen, akzeptieren und transparent machen
- Rückmeldungen vom Team, bzw. Kolleginnen geben lassen
- Selber Rückmeldungen geben

- Vorstellung von Pflegeplanungen im Team
- Kollegiale Fallbesprechungen wahrnehmen
- Supervisionsangebote wahrnehmen

4.6.4 Normalitätsprinzip

Lange Zeit, und zum Teil noch heute, hat man allerlei Beschäftigungsinitiativen für demenziell veränderte alte Menschen in den Einrichtungen gestartet. So wurden Bastelgruppen ins Leben gerufen, in denen mit Makramee, Seidenmalerei oder Salzteig gearbeitet wurde. In Gymnastikrunden wurden Bälle in Stuhlkreisen hin und her geworfen und dergleichen mehr.
Betrachtet man sich die Generation der Senioren, die wir heute in den Einrichtungen betreuen, dann müssen wir feststellen, dass früher die Freizeitgestaltung dieser Damen und Herren ein wenig anders ausgesehen hat: Statt Salzteig knetete man Kuchenteig; statt Makrameeampeln zu knoten, hat man Strümpfe gestopft und statt Bälle hin und her zu werfen hat man vielleicht Unkraut gezupft.

Wir müssen uns immer wieder deutlich machen, dass die Förderung der Lebensqualität eines unserer obersten Ziele in der gerontopsychiatrischen Betreuung ist. Lebensqualität kann aber nur dann entstehen, wenn die Menschen u. a. auch Erfolgserlebnisse haben. Gerade bei demenziell gestörten alten Menschen sind oftmals nur noch Ressourcen im Langzeitgedächtnis vorhanden. D. h. dass sie sich sehr wohl an vertraute Tätigkeiten aus vergangenen Zeiten erinnern können, jedoch eine neue und moderne Technik wie Seidenmalerei oder Makramee nicht kennen. So können sie auch keine Erfolgserlebnisse haben, da sie diese Technik weder kennen, noch, bei chronischer Demenz, neu lernen können.

Normalität ist gefordert. Durch die erworbenen biografischen Hintergrundkenntnisse vom Bewohner weiß man, wie er früher seine Freizeit gestaltet hat. Mit diesen Kenntnissen dürfte es nicht schwierig sein, eine Beschäftigung zu finden, die der Betroffene noch beherrscht, mit der er sich auch identifizieren kann; die ihm vor allem auch von Früher her vertraut ist und ihn somit an seinen Alltag erinnert und nicht überfordert. Besonders gut kann man hier in Bereichen Ansatzpunkte finden wie Hauswirtschaft (Küche, Reinigung, Wäsche, Stricken, Nähen, Stopfen, Bügeln etc.), Handwerk (Werkzeug) oder Garten.

4.6.5 Stetigkeitsprinzip in der Tages- und Wochenstruktur

Im Umgang mit gesunden und voll orientierten Senioren ist sicherlich eine abwechslungsreiche, anregende und flexibel gestaltete Tages- und Wochenstruktur angebracht. Im Umgang mit Demenzkranken jedoch würde eine solche Struktur eine Überforderung und Verstärkung der Orientierungsstörungen bedeuten. Chronisch Demenzkranke können sich nicht mehr flexibel an wechselnde Tagesprogramme anpassen und sind auch nicht in der Lage, neue Beschäftigungsinhalte zu lernen.

Daher ist es ausgesprochen wichtig, dass die Tages- und Wochenstruktur speziell auf die Bedürfnisse und Möglichkeiten von demenziell veränderten alten Menschen abgestimmt wird. Das bedeutet im Einzelnen:

- Ein ausgewogenes Verhältnis zwischen Anspannung (Aktivitäten) und Entspannung (Ruhephasen), wobei auf das verminderte Leistungsvermögen zu Gunsten der Ruhephasen Rücksicht genommen werden muss.
- Nur kurze Aktivitätsphasen, damit die Betroffenen nicht überfordert werden.
- Nur solche Aktivitäten suchen, die die Betroffenen noch beherrschen und mit denen sie sich identifizieren können (Biografie).
- Keine »künstlichen« Gruppen schaffen, sondern die Aktivitäten möglichst alltagsnah gestalten.
- Aktivitäten möglichst immer zu festgelegten und immer wiederkehrenden Zeiten durchführen, damit die Bewohner daran orientieren können.

4.6.6 Bezugspflege/Bereichspflege

In der Einrichtung wird im Bezugspflegesystem (s. Abbildung 3) gearbeitet. Das bedeutet, dass jeder Bewohner mindestens eine benannte Bezugspflegekraft hat, die für seine ganzheitliche Pflege verantwortlich ist.
Die nicht examinierten Pflegekräfte sind diesen Bezugspflegekräften zugeordnet bzw. können bei entsprechender persönlicher Qualifikation ebenfalls Bezugspflegekräfte sein.

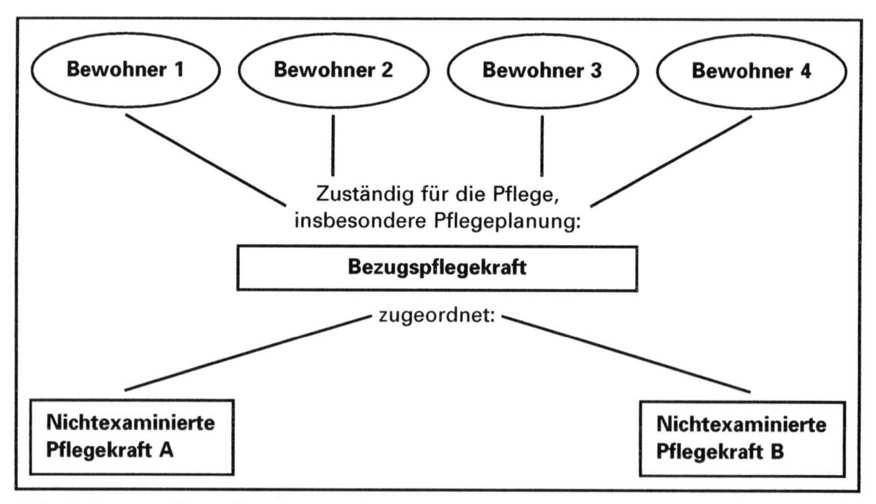

Abb. 3: Bezugspflege-System.

4.6.6.1 Wie kommt Bezugspflege zustande?

Im Rahmen der Wohnbereichsaufnahme wird aus der Reihe der examinierten Mitarbeiter eine Bezugspflegekraft für den neuen Bewohner ausgesucht. Kriterien sind zunächst dafür folgende:

1. Wer hat zur Zeit die wenigsten Bewohner zu betreuen?
2. Wer hat zur Zeit die etwas »pflegeleichteren« zu betreuen?
3. Wer möchte einen neuen Bewohner übernehmen?

Die so ermittelte Bezugspflegekraft übernimmt dann verantwortlich – in Kooperation mit den anderen Arbeitsbereichen – das gesamte Aufnahmeverfahren einschließlich der Erstellung der Pflegeplanung und den Erhebungen zur Biografie. Diese Aufgaben können auch weiter delegiert werden. Nach oder während der Kennenlernphase wird und muss sich herausstellen, ob der Bewohner mit der Bezugspflegekraft zurechtkommt. Dazu werden folgende Fragen gestellt:

1. Sind sich Bewohner und Bezugspflegekraft gegenseitig sympathisch?
2. Hat sich, den Umständen entsprechend, ein vertrauensvolles Verhältnis aufgebaut?
3. Entspricht die Beziehungsgestaltung annähernd den gesteckten Zielen?
4. Kommt der Bewohner mit der Bezugspflegekraft zurecht?
5. Kommt der Mitarbeiter mit dem Bewohner zurecht?

Sollten alle Fragen zufriedenstellend beantwortet werden können, bleibt die Bezugspflegekraft weiterhin zuständig. Tauchen jedoch erhebliche Probleme auf, sollte eine andere Bezugspflegekraft gesucht werden. Diese Fragen sollten regelmäßig gestellt werden, um eine gute und vertrauensvolle Beziehungsgestaltung im gegenseitigen Interesse zu gewährleisten. Ein Wechsel der Bezugspflegekraft bzw. des Bewohners muss jederzeit möglich sein.

4.6.6.2 Aufgaben der Bezugspflegekraft

Die Bezugspflegekraft ist für die gesamte und ganzheitliche Betreuung der zugeordneten Bewohner verantwortlich. Die Bezugspflegekraft sollte Hauptansprechpartner für die zugeordneten Bewohner sein. Insbesondere die Planung des Betreuungsprozesses liegt in ihrer Verantwortung. Die Planung der Betreuung sollte in Kooperation mit den zugeordneten, nicht examinierten Mitarbeitern und anderen Berufsgruppen geschehen. Die Planungsentwürfe werden dem gesamten Team in Teambesprechungen vorgestellt. Es steht der Bezugspflegekraft frei, einzelne Tätigkeiten an andere Mitarbeiter, insbesondere an die zugeordneten nicht examinierten Mitarbeiter zu delegieren. Verantwortung für die Betreuung zu haben bedeutet nicht, die Betreuung auch immer selbst durchführen zu müssen. Im Idealfall stehen zwei Bezugspflegekräfte in jeder Schicht zur Verfügung, die eng kooperieren. Hier müssen Absprachen getroffen werden, wer hauptverantwortlich für die Betreuungsplanung zuständig ist, und wie ansonsten die Aufgaben verteilt werden. Nähere Aufgaben regelt die Stellenbeschreibungen.

4.6.6.3 Reflexion des eigenen Handelns

Die Bezugspflegekräfte sollten gemeinsam mit ihren zugeordneten Pflegekräften und gemeinsam mit der leitenden Pflegekraft in regelmäßig festzulegenden Besprechungen die Pflegeplanungen, die persönlichen Eindrücke bezüglich der Beziehungsgestaltung zu den Bewohnern und evtl. aufkommende Probleme reflektieren. Hierzu müssen gesonderte Besprechungszeiträume zur Verfügung stehen. Im Bedarfsfall sollen Angebote der Fall- und Teamsupervision genutzt werden. Abbildung 4 zeigt die Übersicht zur Beziehungsgestaltung noch mal als zusammenfassendes Schaubild.

4.6.7 Wohnbereichsaufnahmeverfahren

Für das Aufnahmeverfahren sollte eine Struktur (Standard) erarbeitet werden, die sich an den Bedürfnissen des neuen Bewohners (auch seiner Angehörigen) für diesen neuen Lebensabschnitt orientieren soll. Hierzu gehört u. a. ein Hausbesuch zum Kennenlernen der bisherigen Umgebung des Betroffenen und zur ersten Informationssammlung. Bereits hier wird oft deutlich, welche Biografie der künftige Bewohner hat. Zum ersten und zum letzten Mal hat hier auch die Bezugspflegekraft die Möglichkeit, den neuen Bewohner in seinen eigenen vier Wänden zu sehen und sich so einen Wissensvorsprung in Sachen Biografie zu sichern.
Der neue Bewohner sollte auch die Möglichkeit erhalten, einmal zur Probe zu wohnen. Schon da kann sich zeigen, ob die ausgewählte Bezugspflegekraft und der Bewohner ein harmonisches Paar ergeben oder ob noch einmal neu kombiniert werden muss.
Eigentlich selbstverständlich und doch leider nicht überall üblich, ist eine freundliche Begrüßung und eine ausführliche Information des Bewohners am Tage seines Einzugs. Viel Wert muss auch auf die Gestaltung der Eingewöhnungsphase und die Begleitung in dieser Zeit gelegt werden.

4.6.8 Grundsätze der Betreuung anhand der modifizierten AEDL

Die Grundsätze zu den einzelnen AEDL sollten hier aufgeführt werden. Die Feinheiten finden sich dann in den jeweiligen Pflegestandards wieder:

1. AEDL: Vitale Funktionen aufrecht erhalten
- Gewohnheiten/Wünsche
- Grad der Selbstständigkeit/Abhängigkeit
- Atemfähigkeit, Kreislauf und Wärmeregulation
- Atemverhalten, wie: Husten, Verschleimung, Infekte, Atemstörungen, Atemnot
- Kreislaufsituation: Durchblutung, Blutdruck, Puls
- Temperaturregulierung: Frieren und Schwitzen
- Transpiration: Fieber
- Bewusstseinszustand

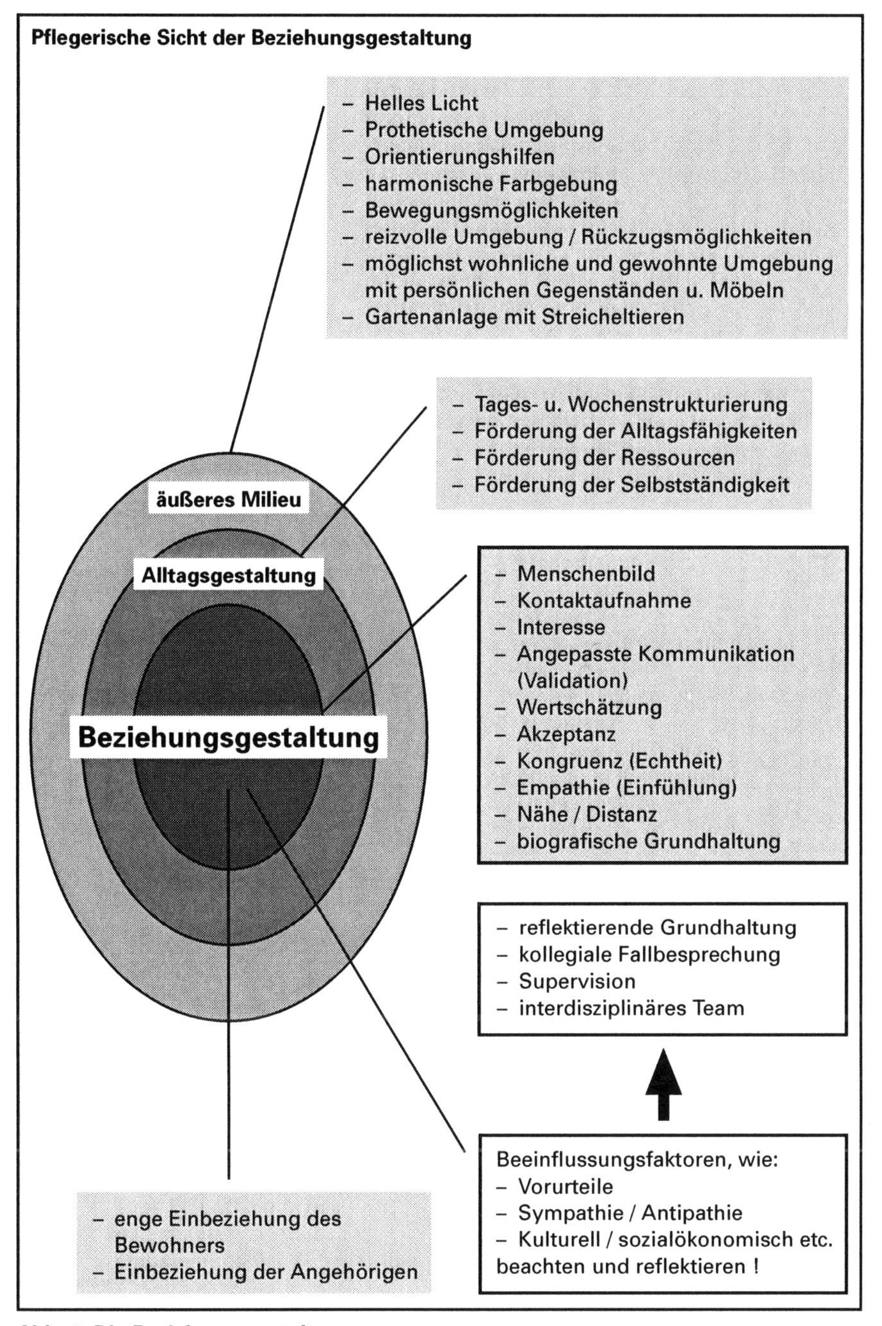

Abb. 4: Die Beziehungsgestaltung.

1. AEDL: Sich situativ anpassen können
- Fähigkeit, die jeweilige Situation zu erkennen und sich entsprechend darauf einstellen zu können.

2. AEDL: Für Sicherheit sorgen können
- Grad der Selbstständigkeit/Abhängigkeit
- Gewohnheiten/Wünsche
- Förderung der allgemeinen Selbstpflegefähigkeiten des Betroffenen
- Unterstützung im Bereich einer sicheren Lebensführung
- Psychische Sicherheit geben durch vertrauensvolle Beziehung und angemessener Wahrung von Nähe und Distanz
- Falls notwendig: Unterstützung bei der Gestaltung des Wohnbereiches.
- Möglichst hoher Schutz vor Verletzungen und Einschränkungen
- Bisherige Orientierungshilfen, die genutzt wurden
- Orientierung zum Ort, Raum
- Orientierung zur Zeit (Tageszeit, Wochentag, Jahreszeit, Monat)
- Orientierung zur Situation (Momentane Situation, allgemeine Situation)
- Orientierung zur eigenen Person (Name, Geburtsdatum, Familienstand)

4. AEDL: Sich bewegen können
- Gewohnheiten/Wünsche
- Grad der Selbstständigkeit/Abhängigkeit
- Allgemeine Beweglichkeit
- Lagewechsel, Aufstehen, Sitzen, Gehen und Stehen einschließlich der Körperbewegungen innerhalb und außerhalb des Bettes
- Lähmungen, Spastiken und sonstige Bewegungseinschränkungen Gleichgewicht und Gleichgewichtsstörungen
- Kontrakturen, Dekubitalgeschwüre, lagerungsbedingten Ödeme
- Prothesen

5. AEDL: Sich sauber halten und kleiden können
- Gewohnheiten/Wünsche
- Grad der Selbstständigkeit/Abhängigkeit
- Individuellen Körperpflege
- Hautzustand, allgemeine Hautpflege (z. B. Kosmetik) und spezielle Hautpflege
- Mund-, Nasen-, Augen-, Ohr-, Nagel-, Haar- und Intimbereichspflege
- Hautschäden: Rötungen, Schwellungen, Blasen, Ödeme, Wunden, Allergien, Infektionen, gewebliche Veränderungen, Hämatome
- Gewohnheiten/Wünsche bezüglich der Bekleidung
- Grad der Selbstständigkeit/Abhängigkeit
- Berücksichtigung modischer Aspekte
- Jahreszeitgemäße und situationsbezogene Bekleidung nach eigenen Wünschen
- Unterstützung beim An- und Auskleiden

6. AEDL: Essen und Trinken können
- Gewohnheiten / Wünsche
- Grad der Selbstständigkeit / Abhängigkeit
- Menge der Nahrungsaufnahme
- Trinkmenge
- Appetit und Durstgefühl
- Geschmacksempfinden
- Gewohnheiten der Esskultur
- Art der bisherigen Nahrungszubereitung (Diäten, Sondenkost, parenterale Ernährung, passierte Kost, etc.)
- Zahnstatus, Situation des Zahnfleisches, Zustand der Zahnprothesen
- Kauen und Schlucken (Lippenschluss, Speichelfluss, Mundboden-, Zungen-, Wangenmuskulatur, Gaumensegel, Zäpfchen
- Koordination von Kauen und Schlucken, Schluckstörungen
- Verträglichkeit von Speisen und Getränken

7. AEDL: Ausscheiden können
- Gewohnheiten / Wünsche
- Grad der Selbstständigkeit / Abhängigkeit
- Kontinenz/Inkontinenz
- Wahrung der Intimsphäre
- bisherige Pflegehilfen zur Bewältigung individueller Inkontinenzprobleme
- Urinausscheidung: Menge, Häufigkeit, Rhythmus, Farbe, Miktionsstörungen, Harnverhalten, Harnwegsinfektionen
- Stuhlausscheidung: Menge, Häufigkeit, Rhythmus, Konsistenz, Farbe, Inkontinenz, Obstipation, Diarrhöen
- Erbrechen

8. AEDL: Sich beschäftigen können
- bisherige Gewohnheiten und Wünsche:
- hier sind persönliche Gewohnheiten und Wünsche zu ermitteln, worauf der Bewohner bisher bei seiner individuellen Tagesgestaltung Wert gelegt hat.

Körperliche Beschäftigung
- Z. B.: Gelenkerhaltende und beweglichkeitsfördernde Maßnahmen wie z. B. Morgengymnastik, Musik und Bewegung, Gruppengymnastik, Spaziergänge, Sport

Geistige Beschäftigung
- Z. B.: Bücher, Zeitschriften, Zeitungen, Fernsehen, Rundfunk und Gespräche über den Inhalt, Fernsehapparate, Radios, besondere Interessengebiete, ...

Soziale Beschäftigung
- Z. B.: Singkreis, Gymnastikgruppe, Gemeinschaftsabende, Spielnachmittage oder auch Außenkontakte wie z. B. Busfahrten, Büchereibesuche, Kontakte zu ehrenamtlichen Helfern, Vereine, Clubs, Freundeskreis, usw.
- Tierhaltung

Interesse an neuer Freizeitgestaltung
- Hier sind die Angebote des Wohnstifts aufzuzeigen und ggf. ein Interesse daran zu ermitteln

9. AEDL: Kommunizieren können
- Gewohnheiten und Wünsche hinsichtlich sozialen Kontakten und Kommunikation.
- Grad der Selbstständigkeit/Abhängigkeit
- Bewusstseinslage
- Fähigkeit sich mündlich und schriftlich mitzuteilen.
- Mimik/Gestik, Ausdruck von Gefühlen und das Wahrnehmungsvermögen in Bezug auf Hören, Sehen und Gesichtsfeld, Lesen usw.
- Verstehen und Erkennen verbaler und schriftlicher Informationen
- Fähigkeit Wärme/Kälte zu empfinden und Schmerz auszudrücken
- Bisher verwendete Hilfsmittel hinsichtlich Kommunikation

10. AEDL: Ruhen und Schlafen können
- Gewohnheiten/Wünsche
- Grad der Selbstständigkeit/Abhängigkeit
- Individuelles Ruhe- und Erholungsbedürfnis
- Individuelle Einschlafritualen
- Schlaf- und Wachrhythmus
- Bewältigung von Schlafstörungen
- Schlafqualität, Schlafrhythmen, Schlafdauer, Schlafzeiten
- Wirkung und Nebenwirkung von Medikamenten bez. des Schlafens u. der Müdigkeit

11. AEDL: Soziale Bereiche des Lebens sichern können
- Gewohnheiten/Wünsche
- Grad der Selbstständigkeit/Abhängigkeit
- Aufrechterhaltung bestehender Beziehungen
- private Verpflichtungen, z. B. Sorge für den Lebenspartner
- Sorge um die Wohnung
- Angemessenheit der Wohnung und deren Einrichtung

a) Kontakte
- soziale Beziehungen zu Lebenspartnern, Familie, Freunden, Nachbarn, Bekannten und den primär persönlichen Bezugspersonen
- Gewohnheiten/Wünsche
- Grad der Selbstständigkeit/Abhängigkeit
- Aufrechterhaltung bestehender Beziehungen
- Private Verpflichtungen, z. B. Sorge für den Lebenspartner
- Sorge um die Wohnung
- Angemessenheit der Wohnung und deren Einrichtung

Folgende AEDL werden allgemein beachtet und gelten übergeordnet im Zusammenhang mit den anderen AEDL. Sie sind grundsätzlich bei der Ermittlung der Informationen in den einzelnen AEDL mit zu beachten:

12. AEDL: Sich als Mann oder Frau fühlen
- Förderung eines positiven und lebensbejahenden Selbstempfindens der Bewohner als Mann oder Frau.
- Akzeptanz der individuellen Sexualität
- Begleitung bei Lebenskrisen
- Verbindungen zu den Bereichen »Sich pflegen«, »Sich Kleiden«, »Soziale Bereiche des Lebens sichern«, »Mit existentiellen Erfahrungen des Lebens umgehen« erkennen und berücksichtigen

13. AEDL: Mit existentiellen Erfahrungen des Lebens umgehen können
- Begleitung in der Auseinandersetzung mit existentiellen Erfahrungen wie Angst, Isolation, Ungewissheit, Sterben und Tod.
- Unterstützung ebenso bei existenzfördernden Erfahrungen wie Integration, Sicherheit, Hoffnung, Wohlbefinden und Lebensfreude.
- Auch Erfahrungen, die die Existenz fördern oder gefährden können, z. B. kulturgebundene Erfahrungen, Weltanschauung, Glaube, Religionsausübung, lebensgeschichtliche Erfahrungen, Biographie spielen hier eine Rolle.
- Begleitung des Betroffenen im Sterbeprozess auf seinen Wunsch hin
- Ermöglichung, dass Angehörige jederzeit den Bewohner im Sterbeprozess aufsuchen und begleiten können

4.7 Konzept der indirekten Betreuung – Management

4.7.1 Führungsstruktur

An dieser Stelle kann im Konzept das Organigramm mit der Führungsstruktur eingefügt werden.

4.7.2 Führungsgrundsätze

Ziel eines jeden Teams ist es, eine gute qualifizierte Arbeit zu machen und gleichzeitig auch Freude und Spaß bei der Aufgabe zu haben. Nun stellt sich die Frage, was Führungskräfte dazu beitragen können, um dieses Ziel zu erreichen.
Es sollten für alle Mitarbeiter folgende Arbeitsmerkmale angestrebt werden:
- Vielfältigkeit der Arbeit
- Ganzheitlichkeit der Arbeit
- Bedeutung und Sinn der Arbeit
- Eigenständigkeit der Arbeit
- Rückmeldungen zur Arbeit

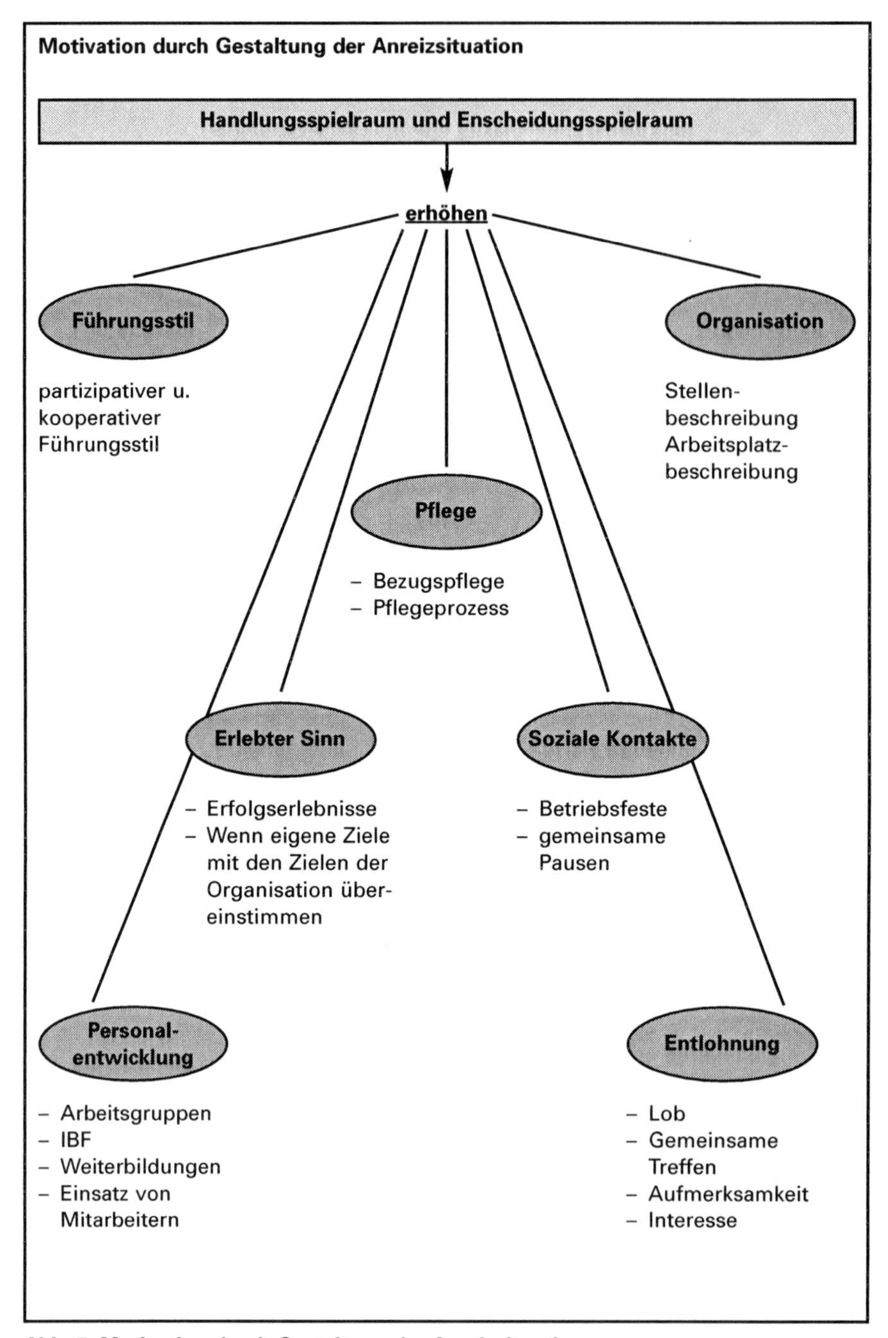

Abb. 5: Motivation durch Gestaltung der Anreizsituationen.

Führung soll so gestaltet sein, dass der Handlungs- und Entscheidungsspielraum bei allen Mitarbeitern möglichst hoch ist. Die Erfahrung zeigt, dass Mitarbeiter dann besonders viel Engagement und Motivation zeigen, wenn sie als Person und wichtiger Bestandteil des Gesamtunternehmens verstanden werden. Ihnen daher besonders viele Eigenverantwortung und Handlungsspielraum zu geben, ist ein wichtiger Aspekt der Einrichtungsphilosophie und ein Garant für hohe Motivation.
Der Teamaspekt spielt bei allen Entscheidungen eine große Rolle. Durch intensive Informationsweitergabe von oben nach unten und umgekehrt, wird eine hohe Transparenz hergestellt. Durch Stellenbeschreibungen wird die Kompetenz der einzelnen Führungskraft und jedes Mitarbeiters klar geregelt. Es finden regelmäßige Teambesprechungen statt, um den Erfordernissen zu entsprechen. Über die Teambesprechungen werden Protokolle geführt, die allen Mitarbeitern zugänglich sein müssen. Es wird ein »Informationsbeauftragter« benannt, der für die Organisation der korrekten Protokollführung, Weitergabe von wichtigen Rundschreiben, Informationsweitergabe in Besprechungen etc. verantwortlich ist. Jeder Mitarbeiter bedenkt seine Eigenverantwortlichkeit hinsichtlich der Transparenz bei der Informationspolitik und des Teamgedankens.
Abbildung 5 zeigt die verschiedenen Möglichkeiten mit Beispielen, wie die Handlungs- und Entscheidungsspielräume zur Motivationsförderung verbessert werden können.

4.7.3 Aufgaben leitender Pflegekräfte

Die Aufgaben der leitenden Pflegekräfte sollten in Arbeitsplatzbeschreibungen festgelegt werden. Hierzu empfiehlt sich u. a. die Veröffentlichung des *Kuratorium Deutsche Altershilfe* (KDA) von *Sowinski, Gennrich, et. al.* [7] Im Folgenden finden sich Beispiele, die sich an den Arbeitsplatzbeschreibungen der Einrichtungen der GEMEINSCHAFT DEUTSCHE ALTENHILFE GmbH orientieren.

Arbeitsplatzbezeichnung:	Leitung der Pflegestation und verantwortliche Pflegefachkraft
Anforderungen an den Arbeitsplatzinhaber:	– Krankenschwester/Krankenpfleger – Kinderkrankenschwester/Kinderkrankenpfleger – Altenpflegerin/Altenpfleger – zweijährige praktische hauptberufliche Tätigkeit nach Erlaubnis innerhalb der letzten fünf Jahre innerhalb eines der o.a. Berufe – Vollzeit und hauptberuflich
	– Weiterbildung für Leitung von mind. 460 Std. oder Abschluss einer Ausbildung in Pflegemanagement einer Fachhochschule oder Universität.

Instanzenbild: **Unmittelbarer Vorgesetzter:**	Wohnstiftsdirektion.
Stellung innerhalb der GDA:	
Nachgeordnete Mitarbeiter:	Fachpflegekräfte, Pflegekräfte, Hilfskräfte des stationären Bereiches.
Befugnisumfang: **Entscheidungsbefugnis:**	Entscheidungsbefugnis innerhalb des von den Wohnstiftsdirektoren und dem GDA-Care-Manager abgesteckten Rahmens.
Weisungsbefugnis:	Gegenüber den nachgeordneten Mitarbeitern in fachlicher und disziplinarischer Hinsicht
Verfügungsbefugnis:	Innerhalb des vom Pflegehandbuch vorgegebenen Rahmens.
Informationsbefugnis:	Alle Informationen, die zur Erfüllung der aufgetragenen Aufgaben notwendig sind.
Räumliche Anbindung:	Jeweiliges Wohnstift
Zielsetzung der Stelle:	– Fachliche Führung des stationären Bereiches (Pflegestation) nach modernen pflegerischen, medizinischen und wirtschaftlichen Erkenntnissen – Überwachung der Umsetzung der im GDA-Pflegerahmenkonzept und GDA Pflegeleitbild verankerten Grundsätze bei der praktischen Pflegearbeit. – Fachlicher Austausch mit dem Stiftsarzt und dem GDA-Care-Manager. – Sicherstellung einer fach- und sachgerechten pflegerischen Versorgung der Bewohner im stationären Bereich gemäß der aktuell geltenden Qualitätsanforderungen nach SGB V und SGB XI und der jeweils gültigen Rahmen- und Versorgungsverträge. – Stetige Anpassung der Pflegequalität an die Neuerungen in der Kranken- und Altenpflege (z. B. Pflegeplanung, Pflegestandards etc.)

	– Fachliche Anleitung der Mitarbeiterinnen, sodass sie motiviert, zufrieden, selbstständig und verantwortungsbewusst arbeiten; Einbeziehung der Mitarbeiterinnen in Entscheidungsprozesse und transparente Informationspolitik. – Pflege des partizipativen und kooperativen Führungsstils. – Planung und Durchführung der Arbeitsabläufe und Arbeitsorganisation unter Beachtung der getroffenen Vereinbarungen, wie sie mit den Pflegekassen vereinbart sind. – Konstruktive Förderung der Zusammenarbeit mit anderen Bereichen innerhalb der Einrichtung und der GDA.
Delegation:	Der/Die Leitung und leitende Pflegefachkraft des stationären Bereiches (Pflegestation) kann unbeschadet seiner/ihrer Verantwortung für den jeweiligen Zuständigkeitsbereich Teile seiner/ihrer Aufgaben, einschließlich des Zeichnungsrechts, auf eine weitere Pflegefachkraft gleicher Qualifikation, übertragen. Die Delegation muss entsprechend dokumentiert werden.
Aufgaben:	Die Leitung und leitende Pflegefachkraft des stationären Bereiches ist verantwortlich für: – Die fachliche Beratung der Leitung des stationären Bereiches, sowie die fachliche Beratung, Anleitung und Überwachung der Pflegekräfte, – die fachgerechte Führung der Pflegeplanung und -dokumentation bzw. deren Überwachung, – die an dem individuellen Pflegebedarf orientierte Einsatzplanung der Pflegekräfte, – die fachliche Zusammenarbeit mit externen Kooperationspartnern (z. B. MDK, Ärzte, Kliniken etc.), – die Förderung der Angehörigenarbeit und die fachliche Beratung, – die Durchführung von »Pflegevisiten«, – die Überwachung des festgelegten Arbeitsablaufes im stationären Bereich sowie die Organisation der Arbeitseinteilung unter Berücksichtigung der Qualifikation der einzelnen Mitarbeiter,

- die Durchführung von Controllingmaßnahmen, die Auswertung der Ergebnisse und die Umsetzung von Lösungsmöglichkeiten hinsichtlich:
  - der Einhaltung der Grundsätze des Pflegerahmenkonzeptes und des hausinternen Pflegekonzeptes,
  - der Einhaltung der Grundsätze des GDA-Pflegeleitbildes
  - der GDA-Pflegestandards
  - der Einhaltung der in den individuellen Pflegeplanungen festgehaltenen Pflege,
  - der Wirtschaftlichkeit der Pflege,
- Die Umsetzung und Einhaltung der im GDA-Pflegehandbuch zentral festgelegten Qualitätsstandards,
- die Hilfestellung bei der Einarbeitung neuer Mitarbeiter,
- Maßnahmen zur Entwicklung des selbstständigen Arbeitens von Mitarbeiter,
- die Teilnahme an Mitarbeiterbesprechungen der Einrichtung,
- die fachliche Leitung/Begleitung der regelmäßigen Dienstbesprechungen innerhalb des stationären Bereiches,
- die Beurteilung von Mitarbeitern, Schülern und Praktikanten,
- Leistungsüberwachung von Fremdfirmen insbesondere der Speisenversorgung, Unterhaltsreinigung und Wäsche im jeweils zuständigen Bereich,
- die Teilnahme an der »Pflege-Arbeitsgruppe« zur Weiterentwicklung der Pflege,
- die Teilnahme an den Pflegekonferenzen und die Durchführung der Aufgaben, die sich aus ihr ergeben und die Weitergabe von Informationen, die die nachgeordneten Mitarbeiter betreffen,
- die fachliche Planung und Durchführung von Fort- und Weiterbildung innerhalb des stationären Bereiches,
- den regelmäßigen Austausch mit dem GDA-Care-Manager,
- die Zusammenarbeit mit dem AMBU-Dienst des Wohnstiftes,

- die Sicherstellung der Einhaltung der Qualitätsanforderungen nach SGB V und SGB XI und der jeweils geltenden Rahmen- und Versorgungsverträge,
- die Sicherstellung der Einhaltung der Vorschriften zu Datenschutz und Schweigepflicht,
- die Einhaltung der Hygiene- und Unfallverhütungsvorschriften und der Vorschriften nach der MPBetreibV,
- die Überwachung der Einhaltung gesetzlicher Vorgaben, Rechtsverordnungen, tariflicher Bestimmungen, Dienstvereinbarungen und sonstiger GDA-Standards im Rahmen des Direktionsrechtes,
- die Bestellung, Bereitstellung, Verwaltung, Überwachung von Pflegeartikeln und sonstigem Material,
- die Überwachung der Medikamentenanforderung und -aufbewahrung sowie ggf. die Führung des Betäubungsmittelbuches,
- die Planung des Personaleinsatzes unter Einbeziehung der Mitarbeiter,
- die Planung und Überwachung der Dienstzeiten nach den Bedürfnissen des stationären Bereiches im Rahmen der GDA-Vorgaben und der gesetzlich vorgeschriebenen Arbeitszeit; sie hat darauf zu achten, dass nur so viel Arbeitszeit verplant wird, wie die einzelnen Mitarbeiter im stationären Bereich pro Monat tatsächlich zu leisten haben,
- die Aufstellung von Urlaubsplänen unter Beachtung der GDA-Vorgaben,
- die entsprechende Förderung von Mitarbeiter, damit der Pflegebetrieb auch bei Abwesenheit der Leitung gut fortgeführt werden kann,
- Maßnahmen zur Entwicklung des selbstständigen Arbeitens von Mitarbeiter,
- das Führen von gezielten Mitarbeitergesprächen als Fördergespräche im Rahmen der Personalentenwicklung,
- das Führen von Statistiken nach Vorgaben durch den Care-Manager und der Stiftsdirektion,
- die Förderung der Angehörigenarbeit.

	Besondere eigene Verpflichtungen: Die Leitung des ambulanten Pflegedienstes ist verpflichtet, sich ständig fortzubilden. Eine konstruktive, kooperative Mitarbeiterführung zur positiven Beeinflussung der Motivation und Arbeitszufriedenheit im stationären Bereich muss ihr oberstes Ziel sein.
Klausel:	Im Bedarfsfall sind nach Anordnung von vorgesetzter Stelle zusätzliche Aufgaben und Einzelaufträge zu übernehmen. Die in der Anlage zur Arbeitsplatzbeschreibung aufgeführten Aufgabenbereiche, die sich im Pflegehandbuch z. B. aus dem Leitbild und Pflegerahmenkonzept ableiten, können durch den Arbeitgeber ergänzt, verändert, präzisiert werden, soweit dies zur Zielerfüllung der Tätigkeit wesentlich beitragen kann. Das betrifft auch die laufende Aktualisierung und Veränderung des Organisationshandbuchs.

4.7.4 Grundsätze kooperativer Teamarbeit

Folgende Grundsätze müssen beachtet werden:

1. Alle Mitarbeiter, insbesondere die Leitungskräfte müssen sich ihrer Rolle mit einer gewissen Vorbildfunktion bewusst sein.
2. Die Eigenverantwortung wird besonders gefördert.
3. Selbstkontrolle geht vor Fremdkontrolle.
4. Eine transparente und systematische Informationspolitik erfolgt von oben nach unten und umgekehrt.
5. Dienstübergaben erfolgen strukturiert.
6. Kollegiale Fallbesprechungen, Balintgruppen und Supervisionen werden durchgeführt.
7. Teambesprechungen werden eingerichtet und durchgeführt.
8. Ein Wohnbereichskonzept wird gemeinsam erarbeitet.
9. Teamregeln zur konstruktiven Kommunikation werden erarbeitet und angewandt.
10. Alle Teammitglieder bringen einander Wertschätzung entgegen.
11. Der Stil der Selbst- und Fremdreflexion mit entsprechenden Rückmeldungen muss permanent gepflegt und weiterentwickelt werden.

4.7.5 Personaleinsatzplanung und Dienstplangestaltung

Es sollte eine möglichst dezentrale Personaleinsatzplanung und Dienstplangestaltung organisiert werden. Flexible Dienstzeitmodelle, die sich den Erfordernissen der Ein-

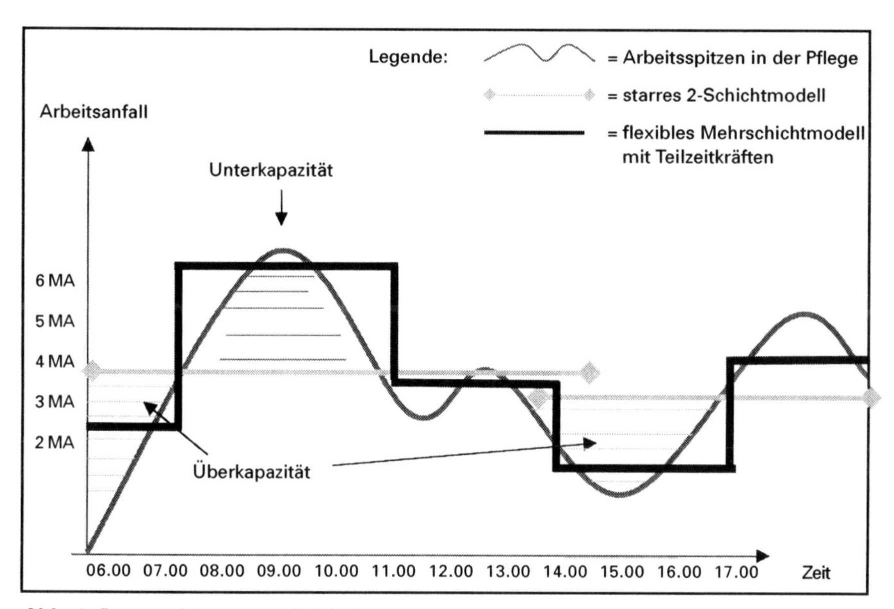

Abb. 6: Personaleinsatz und Arbeitsspitzen.

richtung und den Arbeitsschwerpunkten anpassen, sollten angestrebt werden. Mitarbeiter müssen bei der Entwicklung der Dienstzeitmodelle einbezogen werden, um ihre Motivation zu erhöhen und auch deren Bedürfnisse zu berücksichtigen.

Hier sollte grundsätzlich bedacht werden, dass sich der Personaleinsatz möglichst flexibel an den täglichen Arbeitsspitzen orientieren sollte. Oftmals wird bei einem starren Schichtsystem immer eine bestimmte Mindestbesetzung pro Schicht vorgehalten. Das bedeutet, dass in Spitzenzeiten oftmals zu wenig Mitarbeiter vorhanden sind und in ruhigeren Zeiten (leider sehr selten) die Kapazitäten nicht rationell ausgenutzt werden. Abbildung 6 soll diesen Effekt verdeutlichen.

Durch den Einsatz von Teilzeitkräften (nach den Richtlinien nach § 80 SGB XI nicht mehr als 20 Prozent) können die Arbeitsspitzen besser abgefangen werden und durch die Reduktion der Besetzung in ruhigeren Phasen kann das Mitarbeiterpotenzial besser und rationeller genutzt werden.
Denkbar ist auch die Einführung von Arbeitszeitkonten, die es dem Mitarbeiter, wie auch dem Arbeitgeber ermöglichen, eine begrenzte Zahl von Mehrarbeit oder Minusstunden bezogen auf die regelmäßig wöchentliche Arbeitszeit, zu erbringen bzw. erbringen zu lassen. Auch hier kann der Arbeitgeber flexibler auf die Bedürfnisse des Arbeitsanfalls reagieren und der Mitarbeiter kann z. B. Arbeitzeit für einen längeren Urlaub ansparen, oder bei Bedarf auch mal weniger arbeiten. Allerdings funktioniert dieses Modell nur, wenn beide Seiten ihr Bedürfnis nach Mehrarbeit oder Minusstunden rechtzeitig ankündigen, damit noch vernünftig geplant werden kann.

4.7.6 Qualitätsmanagement und -förderung

Mit Einführung des Pflegeversicherungsgesetzes wurden die Einrichtungen der Altenhilfe im § 80 SGB XI in die Verpflichtung genommen, sich an Maßnahmen der Qualitätssicherung zu beteiligen. In den *Gemeinsamen Grundsätzen und Maßstäben zur Qualität und Qualitätssicherung einschließlich des Verfahrens zur Durchführung von Qualitätsprüfungen nach § 80 SGB XI in ambulanten, teilstationären und vollstationären Pflegeeinrichtungen* der Spitzenverbände der Pflegekassen, werden die Anforderungen detailliert beschrieben.

4.7.6.1 Verfahren der Qualitätskontrolle

Die Einrichtung eines berufsgruppenübergreifenden Qualitätszirkels wird wohl unumgänglich sein. Hier kann z. B. im Rahmen einer »Kundenpfadanalyse« Schritt für Schritt die Qualität der Betreuung analysiert und verbessert werden.
Beispiel: Die Neuaufnahme eines Bewohners wird aus Sicht des Bewohners anhand der Praxis schrittweise nachvollzogen. Aus Bewohnersicht wird überlegt, welche Bedürfnisse der Bewohner in dieser Situation wohl hat. Aus diesem »kundenorientierten« Blickwinkel heraus versucht der Qualitätszirkel nun, die Anforderungen in die Praxis umzusetzen, auszuprobieren und bei Erfolg in den Standards zu fixieren.
Die Eigenverantwortung eines jeden Mitarbeiters verlangt es, dass jeder für sich überprüfen muss, ob seine Arbeit den in den Standards festgelegten Anforderungen auch entspricht. Die Fremdkontrolle durch die verantwortlichen Leitungskräfte ist zwar unverzichtbar, sollte aber erst an zweiter Stelle kommen.

4.7.6.2 Informationspolitik und Besprechungen

An die Informationspolitik werden erhebliche Anforderungen gestellt. So müssen z. B. Informationsstrukturen geschaffen werden. Sie geben Auskunft darüber, wer über was spricht; wer wo teilnimmt; welche Informationen wohin transportiert werden müssen und wie dieser Transport gewährleistet werden kann.

Auch für die Besprechungen gilt, dass sie auf den unterschiedlichen Ebenen fest verankert und regelmäßig durchgeführt werden können. Besprechungen sind auf den unterschiedlichen Ebenen zu schaffen und regelmäßig durchzuführen. Es versteht sich fast von selbst, dass Ergebnisprotokolle zu führen und nach einem festgelegten Verteilerschlüssel zu verteilen sind.

4.7.6.3 Dienstübergaben

Es finden täglich Dienstübergaben zu den jeweils nachfolgenden Schichten statt. An den Übergaben sind alle abkömmlichen Pflegepersonen beteiligt. Die Übergabe ist so zu organisieren, dass alle Bewohnerinnen berücksichtigt werden. Die Übergabe wird anhand der einzelnen Pflegedokumentationen durchgeführt. Die Übergaben sind zeitlich strukturiert. Sie beginnen und enden pünktlich. Alle Mitarbeiter konzentrieren sich auf die wichtigen Inhalte der Übergabe und führen diese diszipliniert durch. Die Übergaben können je nach Absprache von unterschiedlichen Pflegekräften durchgeführt werden. Sinnvollerweise berichten jeweils die Bezugspflegekräfte über ihre Bewohner. Die Übergaben finden getrennt in den jeweiligen Wohnbereichen statt. Die Gesamtleitung nimmt nach Bedarf im Wechsel an den jeweiligen Übergaben teil.

4.7.6.4 Teambesprechungen

Es müssen regelmäßig Teambesprechungen in den einzelnen Pflegeteams stattfinden. Zu den wichtigsten Inhalten dieser Besprechungen gehören die Informationsweitergabe (Transparenz); die Bearbeitung möglicher Konflikte; Qualitätsüberprüfungen, die Vorstellung von Pflegeplanungen sowie Fallbesprechungen und vieles andere mehr.

Auch diese Besprechungen müssen organisiert werden, wenn sie erfolgreich sein sollen. Grundsätzlich sollte es Gesprächsregeln geben, die die Gruppe selbst erarbeitet hat und die einen geordneten Ablauf und eine zeitliche Struktur in der Besprechung schaffen.
Die Moderation dieser Besprechungen kann immer beim selben Mitarbeiter liegen. Generell ist aber ein Wechsel in der Moderation vorzuziehen, weil nicht immer alle an diesen Besprechungen teilnehmen können (Urlaub, dienstlich verhindert). Ganz wichtig ist die ungestörte Gesprächsatmosphäre. Eine Teambesprechung kann eben nicht auf dem Flur, zwischen Tür und Angel erfolgen. Das Team muss sich zurückziehen können, um ungestört zu arbeiten. Welche Themen angesprochen werden, bestimmt die Gruppe selbst. Kein Thema ist von vornherein abzulehnen. Es empfiehlt sich, Visualisierungstechniken wie Mind-Maps oder Metaplan einzuführen, und auch das gute, alte Flipchart bietet die Möglichkeit, anhand der Themen eine Struktur der Sitzung zu erarbeiten. Umso leichter fällt hinterher die Ausführung des Ergebnisprotokolls.

4.7.6.5 Pflegedokumentation und Organisation des Pflegeprozesses

Das Pflegedokumentationssystem soll nicht nur der Qualitätssicherung dienen; es ist sogar rechtlich gefordert, denn hier gilt der Satz: »*Was nicht dokumentiert ist, ist auch nicht getan (worden).*« Alle pflegerischen Mitarbeiter, insbesondere die Bezugspflegekräfte sind verpflichtet, die gesamte Pflegedokumentation, einschließlich der schriftlichen Festlegung des Pflegeprozesses verantwortlich und gewissenhaft zu organisieren bzw. durchzuführen.
Gerade die Bezugspflegekräfte tragen die Verantwortung für die Aufstellung, Durchführung und Überprüfung eines schriftlichen Pflegeplanes für die jeweils zugeordneten Bewohner. Dazu werden Informationen systematisch gesammelt, die Ressourcen und Probleme in regelmäßigen Besprechungen gemeinsam mit den zugeordneten Mitarbeitern ermittelt und die dazugehörigen Ziele gesetzt. Anschließend werden die Pflegemaßnahmen festgelegt, die Pflege durchgeführt und die Wirkung zu den gesetzten Kontrolldaten überprüft.
Die Bezugspflegekräfte führen gemeinsam mit den ihnen zugeordneten Mitarbeiten »Pflegevisiten« durch. Hier werden die Situationen der zugeordneten Bewohner durchgesprochen, die Pflegeplanungen erarbeitet bzw. überarbeitet und mit dem jeweiligen

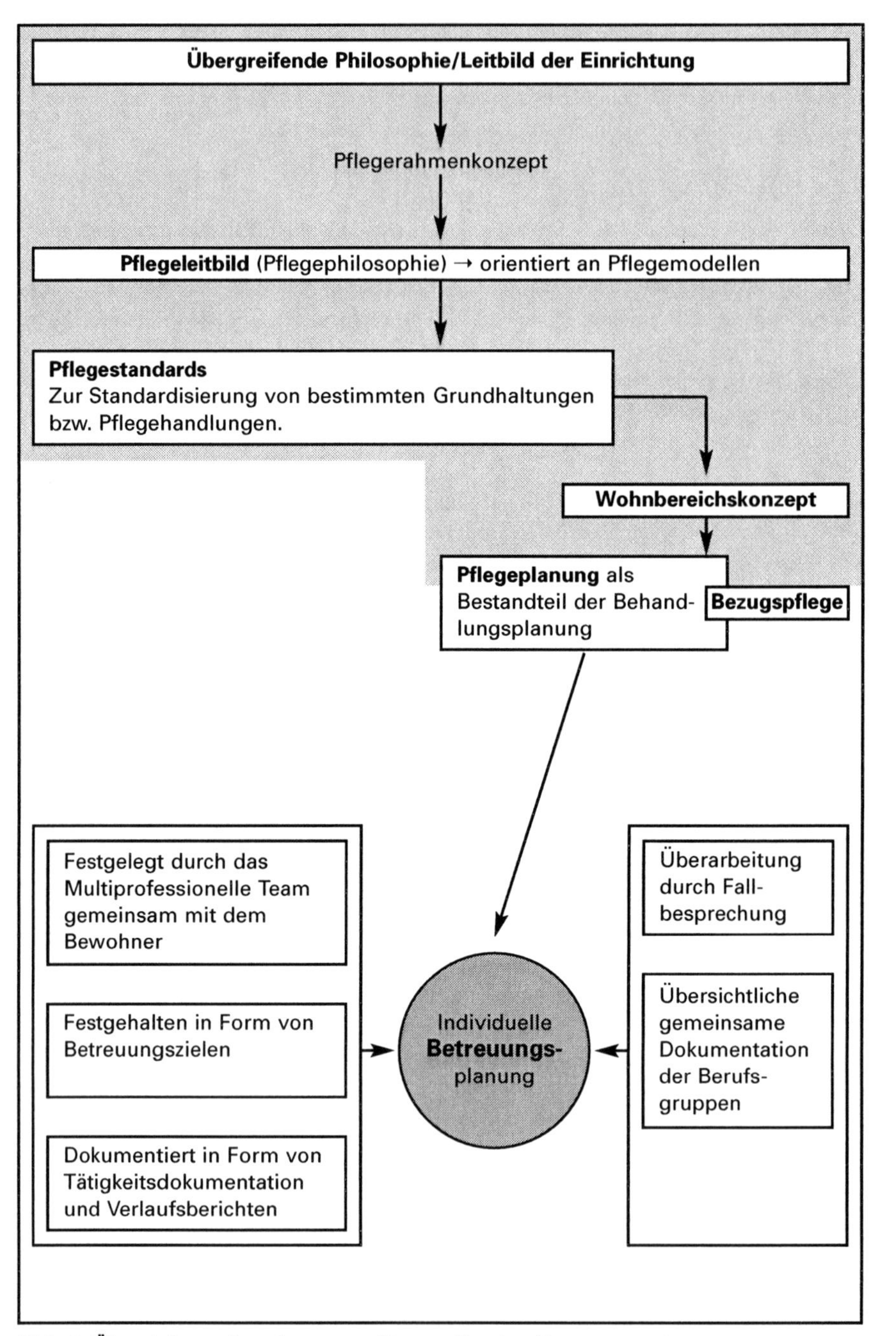

Abb. 7: Übersicht zur berufsgruppenübergreifenden Betreuungsplanung.

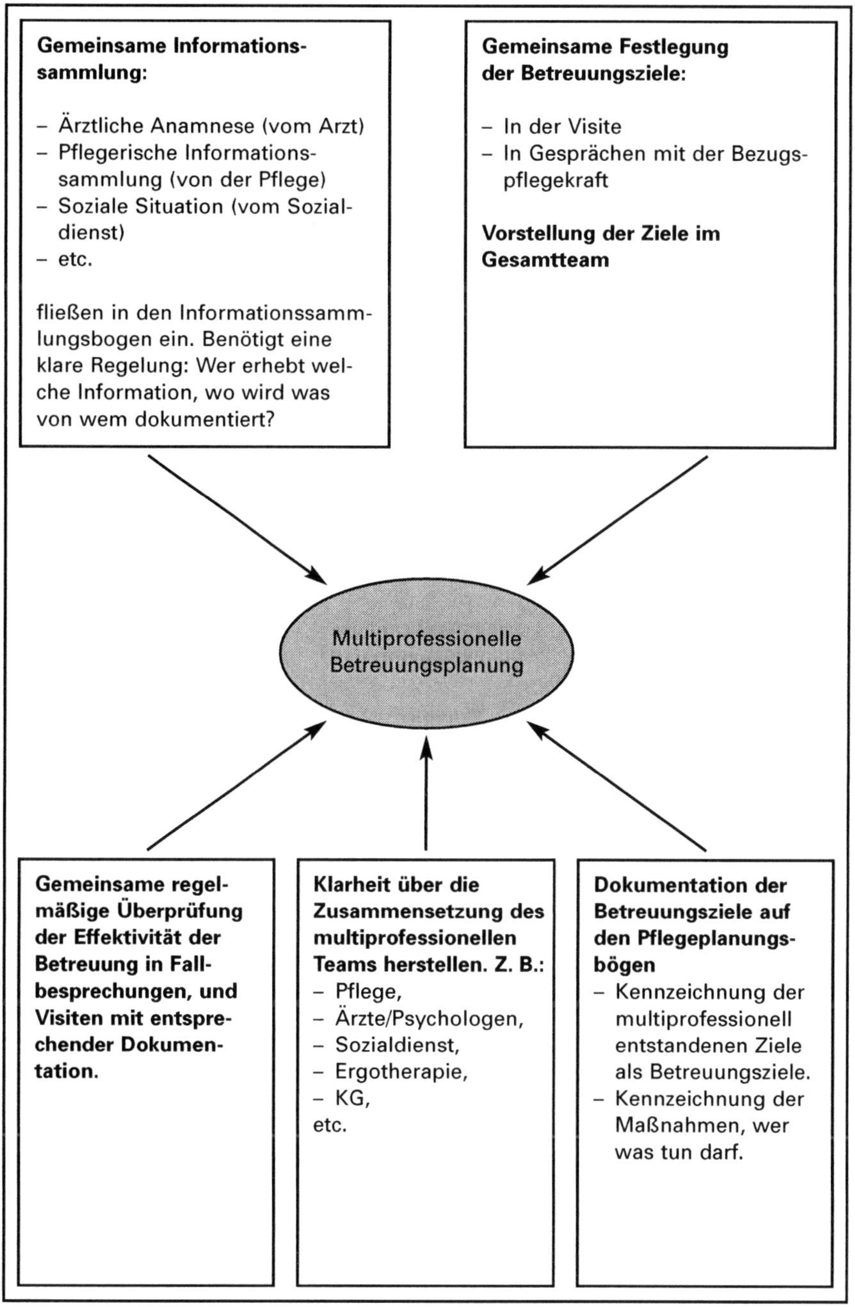

Gemeinsame Informationssammlung:

- Ärztliche Anamnese (vom Arzt)
- Pflegerische Informationssammlung (von der Pflege)
- Soziale Situation (vom Sozialdienst)
- etc.

fließen in den Informationssammlungsbogen ein. Benötigt eine klare Regelung: Wer erhebt welche Information, wo wird was von wem dokumentiert?

Gemeinsame Festlegung der Betreuungsziele:

- In der Visite
- In Gesprächen mit der Bezugspflegekraft

Vorstellung der Ziele im Gesamtteam

Multiprofessionelle Betreuungsplanung

Gemeinsame regelmäßige Überprüfung der Effektivität der Betreuung in Fallbesprechungen, und Visiten mit entsprechender Dokumentation.

Klarheit über die Zusammensetzung des multiprofessionellen Teams herstellen. Z. B.:
- Pflege,
- Ärzte/Psychologen,
- Sozialdienst,
- Ergotherapie,
- KG,

etc.

Dokumentation der Betreuungsziele auf den Pflegeplanungsbögen
- Kennzeichnung der multiprofessionell entstandenen Ziele als Betreuungsziele.
- Kennzeichnung der Maßnahmen, wer was tun darf.

Abb. 8: Die multiprofessionelle Betreuungsplanung.

Bewohner besprochen – so weit dies möglich ist. Bei orientierungsgestörten Bewohnen werden nach Möglichkeit Angehörige oder gesetzliche Betreuerinnen zu der Pflegevisite eingeladen.

Eine weitere Möglichkeit besteht darin, dass auch berufsgruppenübergreifend so genannte Betreuungsplanungen erstellt werden. Diese Planungen bieten sich in multiprofessionellen Teams förmlich an. Aus diesen Gesamtplanungen kann der gesamte Betreuungsprozess entnommen werden. Es sind sowohl die ärztlichen, wie auch die ergotherapeutischen, sozialpädagogischen und pflegerischen Probleme, Ziele und Maßnahmen erkennbar. Die Pflegeplanung ist integraler Bestandteil dieser Betreuungsplanungen (s. Abbildung 7).

Für die konkrete Durchführung der gesamten Betreuungsplanung im Einzelnen soll Abbildung 8 dienen:

4.7.6.6 Einarbeitung neuer Mitarbeiter

Zur fachgerechten und systematischen Einarbeitung neuer Mitarbeiter wird ein Einarbeitungssystem vorgehalten, das in einer zeitlichen und inhaltlichen Gliederung alle wichtigen konzeptionellen Zielsetzungen und inhaltlichen Umsetzungsstrategien der Betreuung im Stationären Bereich beinhalten soll.
Das Einarbeitungskonzept sieht unterschiedliche Schwerpunkte für folgende Mitarbeiterinnen vor:

- Leitungskräfte (Stationsleitung und Vertretung(en), Wohngruppenleitung u. Vertretung)
- examinierte Pflegefachkräfte
- nicht examinierte Pflegehilfskräfte
- Schüler
- Praktikanten, Zivildienstleistende und Mitarbeiterinnen im freiwilligen sozialen Jahr
- Mitarbeiter nichtpflegerischer Berufsgruppen

Das Einarbeitungssystem soll den neuen Mitarbeiter u. a. in folgende konzeptionelle Schwerpunkte einweisen:

Zeitraum	Inhalt
1. Tag	Vorstellung des Stationsteam und der wichtigsten leitenden Mitarbeiter (Anleiter, Vorgesetzte, Mitarbeiter)
	• Präsentation des Einsatzbereiches
	Rundgang durch das Haus und über das Gelände und Aushändigung eines Lageplans und einer Hausbroschüre
	• Vorstellung der Dienstzeiten

2. Tag	**Qualitätsmanagement:** Vorstellung der Stellenbeschreibung
	• Pflegeleitbild und -konzept aushändigen und Frist zum Durcharbeiten (acht Wochen) setzen. Termin für Besprechung zum Qualitätshandbuch festlegen.
	• Grundsätzlichen Umgang mit dem Pflegehandbuch erläutern
	• Dienstplan, Krank- und Rückmeldeverfahren erläutern
	Über die Schweigepflicht informieren
	Über das Tragen von Dienstkleidung informieren
	Team vorstellen
	• Teamrunden und Besprechungen vorstellen
	Dokumentationssystem und Pflegeplanung vorstellen Die ersten zwei Tage reflektieren lassen
	Pflegestandards kurz vorstellen
3.–7. Tag	Vorstellung des Organigramm der Einrichtung
	• Hinweis auf die innerbetriebliche Fortbildung
	• Hinweise wie im Notfall der Notarzt zu verständigen ist
	• Erläuterung des Katastrophenplanes im Brandfall
	Vertiefung in die Arbeitsabläufe:
	• Tagesabläufe
	• Bezugspflege
	• Informationsmedien (Kalender, Ordner, Checklisten, Pläne etc.)
	• Dokumentationssystem und Pflegeplanung
	• Hygienevorschriften
	• Dienstplangestaltung
	• Besprechungen
	• Einführung in den Umgang und die Überprüfung der technischen Geräte
	• Wäschever- und entsorgung

	• Umgang mit den Pflegestandards
	• Vorhandene Pflegeutensilien
	• Umgang mit Medikamenten
	• Handhabung von Injektionen
	• Beschäftigungs- Gruppenangebote für Bewohner
	• Essenausgabe und verschiedene Kostformen
	• Zuteilung der Bewohner und Kennenlernen der Diagnosen, Biografie, der Ressourcen und Probleme
	Technik:
	• Rufanlage, Piepser, Telefonanlage, Telefonliste etc.
	• Türöffner, Jalousiesystem etc.
	• Pflegemittel, Lagerungsmittel
	• Freiheitsentziehende Maßnahmen
	• Rechtsfragen
	• Schlüssel
	• Unfallverhütungsvorschriften
	• Pflegebetten (Bedienung)
	• Reflexion der ersten Woche
2.– 6. Woche	**Arbeitsabläufe:**
	• Arzttermine vereinbaren, Mitarbeit bei ärztlicher Diagnostik und Therapie
	• Einzug von Bewohnern
	• Umgang mit Pflegehilfsmitteln, Bestellung, Aufbewahrung
	• Krankenhauseinweisung, Rückverlegung
	• Sterbebegleitung, Sterbefall
	Pflege:
	• Einarbeitung in alle Pflegegruppen
	• Förderung der Eigenverantwortung und Selbständigkeit
	• Einarbeitung in Betreuung, Seelsorge und Begleitung

• Materialbestellung: Küche, Pflege, Inkontinenz, Büro und Hauswirtschaft
• Haustechnik, Reparatur
• Formulare
• Reflexion der ersten 6 Wochen
• Ggf. Wiederholung einzelner Punkte
• Probezeitzwischengespräch nach 12 Wochen anhand dieser Checkliste

Für die Einweisung nach dem Einarbeitungssystem wird von der Gesamtleitung jeweils eine zuständige Pflegefachkraft bestimmt, die die Einarbeitung verantwortlich gestaltet. Die einzelnen erfolgten Anleitungssituationen sind entsprechend zu dokumentieren und von der Anleitungskraft und dem neuen Mitarbeiter gegenzuzeichnen. Leitungskräfte und examinierte Pflegekräfte sollten auch die anderen Arbeitsbereiche des Hauses kennen lernen, um an den Schnittstellen sachgerecht und verantwortungsbewusst handeln zu können.

4.7.6.7 Supervision und kollegiale Beratung

Für alle Mitarbeiter im Pflege- und Betreuungsbereich wird Supervision angeboten. Je nach Schwerpunkt kann Team- oder auch Fallsupervision angeboten werden. In jedem Fall soll die Technik der kollegialen Fallbesprechung Anwendung finden. Hier zur Orientierung ein kurzes Schema (vgl. Lehrtext zur »Kollegialen Supervision«, Carl v. Ossietzky Universität Oldenburg):

Die kollegiale Fallbesprechung

A. Organisation der Gruppe

Als Erstes ist die Frage zu klären, wer aus der Gruppe einen Fall bzw. eine berufliche Problemsituation einbringen will.

Die Teilnehmer stellen Ihren Fall **vereinfacht** vor.

In einem zweiten Schritt klärt die Gruppe unter sich, **welcher** der vorgestellten Fälle in der aktuellen Sitzung angesprochen und vertieft werden soll.

In einem dritten Schritt klärt die Gruppe, **wer** von den Teilnehmern die **Moderatorenrolle** in der Fallskizzierungsphase übernimmt.

B. Die Fallbeschreibung

Zunächst wird der Fall vom Fallschilderer nach eigenem Ermessen geschildert.

Der Moderator dient als Gesprächspartner im Sinne einer partnerzentrierten Grundhaltung, der zu einem freien, offenen Ausdruck von **Fakten, Fragen, Eindrücken, Ungereimtheiten und Gefühlen** ermuntert.

Die anderen Gruppenmitglieder halten sich in dieser Phase mit Interpretationen und Lösungsvorschlägen zurück. Sie verfolgen aufmerksam und wach den Gesprächsverlauf und registrieren dabei für sich welche Assoziation, Fantasien, Vorstellungen, Gefühle und Einfälle der Fallbericht in ihnen auslöst (evtl. stichwortartiges Notieren als Gedächtnisstütze).

C. Klärungsphase

Die Gruppenmitglieder können nun ergänzend Informationen zu unklar gebliebenen Stellen der Episode einholen.

In dieser Phase sollen keine Interpretationen seitens der Gruppenmitglieder gegeben werden. Es geht nur darum, Unklarheiten in der Falldarstellung zu klären

Es ist dabei wichtig, dass der Fragesteller den Bedeutungshintergrund seiner Fragen offenlegt.

D. Beziehungsphase

Nun werden die wechselseitigen Beziehungen aller am Konflikt beteiligten Personen näher beleuchtet

Hierzu bieten evtl. Rollenspiele etc. die Möglichkeit, eine größere Transparenz in der Bearbeitung des Falles herzustellen. Dabei können z. B. Fragen geklärt werden wie:

- Welches sind die mehr persönlichen Anteile und Sichtweisen des Berichtenden, welches die Struktureigentümlichkeiten der anderen am Fall beteiligten Personen oder der Situation?
- In welchen Kontext befindet sich die Problemsituation?

Weiterhin geben die Gruppenmitglieder dem Berichtenden Rückmeldungen zu seinem Bericht und seinem Verhalten. Sie präsentieren ihm ihre emotionalen und kognitiven Eindrücke.

E. Verarbeitungsphase

Die Teilnehmer versuchen, Hypothesen zum vorgetragenen Fall zu formulieren.

Der Berichterstatter erklärt, wie viel Klärungs- und Interpretationsangebote er haben will.

F. Anwendungsphase

Der Berichterstatter legt zunächst seine Vorstellungen über den Fortgang des Falles und entsprechende Lösungsansätze vor.

Die Gruppenmitglieder nehmen die Aussagen des Berichtenden auf und fügen, wenn der Berichtende es wünscht, eigene Vorschläge hinzu.

In dieser Phase können etwaige Lösungsvorschläge anhand von Rollenspielen (Probehandeln) umgesetzt werden. Der Fallschilderer hat die Möglichkeit, alternative Verhaltensweisen konkret zu erproben.

Evtl. werden konkrete Verhaltensaufgaben mit dem Berichtenden vereinbart.

G. Reflexionsphase

Der Ablauf der Fallbesprechung wird reflektiert und eingeschätzt:

- Wie hat der Berichtende die Situation erlebt?
- Wie haben die Teilnehmer den Ablauf erlebt?
- Feedback zur Rolle des Moderators?
- Feedback zur Arbeit des Supervisors?
- Verhaltensweisen des Berichterstattenden und der Gruppenmitglieder.
- Situation der Gruppe als Ganzheit am Ende der Sitzung.

4.7.6.8 Fort- und Weiterbildung

Der Fort- und Weiterbildung kommt nicht deshalb ein großer Stellenwert zu, weil sie den Mitarbeitern durch die Vorgaben des Pflegeversicherungsgesetzes zu ermöglichen ist, sondern weil eine hohe Betreuungsqualität nur durch entsprechend geschultes Personal zu erreichen ist. So ist sicherzustellen, dass alle Mitarbeiter gemäß ihrer persönlichen Verantwortung und ihres Arbeitsbereiches an entsprechenden Aus-, Fort- und Weiterbildungen teilnehmen können.
In den Arbeitsplatzbeschreibungen sollten die Anforderungen festgeschrieben werden, die durch entsprechende Aus- Fort- und Weiterbildungen zu erfüllen sind. Alle Stelleninhaber sollten entsprechenden Nachweis darüber führen.

Auch der innerbetrieblichen Fortbildung kommt eine hohe Bedeutung zu. Über diesen Weg können die Themen angegangen werden, die in der Einrichtung besondere Probleme bereiten und aus denen sich ein besonders hoher Fortbildungsbedarf ergibt. Gerade bei den Themen hinsichtlich der Neuentwicklung bzw. Überarbeitung des Konzepts kann die innerbetriebliche Fortbildung wertvolle Dienste leisten. Insbesondere Mitarbeiter ohne pflegerische Ausbildung sollten in das innerbetriebliche Fortbildungsprogramm einbezogen werden. Denn hier haben nicht nur die grundpflegerischen Themen eine besondere Bedeutung, sondern auch jene Themen, bei denen es um das Konzept der Einrichtung geht.

4.7.6.9 Arbeit mit Auszubildenden, Praktikanten und Zivildienstleistenden

Auch die Auszubildenden, Praktikantinnen, Zivildienstleistenden und Mitarbeiter im freiwilligen sozialen Jahr werden nach dem Einarbeitungssystem durch die zuständige Pflegekraft eingearbeitet und mit allen wesentlichen Informationen versorgt. Hierzu sind eigene Mentoren zur Verfügung zu stellen, die im Auftrag der Leitung des Stationären Bereichs diese Aufgabe versehen. Bei dieser Anleitung sind insbesondere die ggf. anzuwendenden gesetzlichen Vorschriften gesondert zu beachten (Jugendschutzgesetz, Zivildienstgesetz).

4.7.6.10 Kooperation mit den anderen Abteilungen in der Einrichtung

Alle Berufsgruppen in der Einrichtung müssen multiprofessionell arbeiten. Das heißt, dass in den Arbeitsplatzbeschreibungen immer auch die konkrete Zusammenarbeit mit den jeweils anderen Berufsgruppen skizziert sein muss. In genauen Standards ist dann zu definieren, wie die Zusammenarbeit in welcher Situation wie zu erfolgen hat (Abbildung 9).

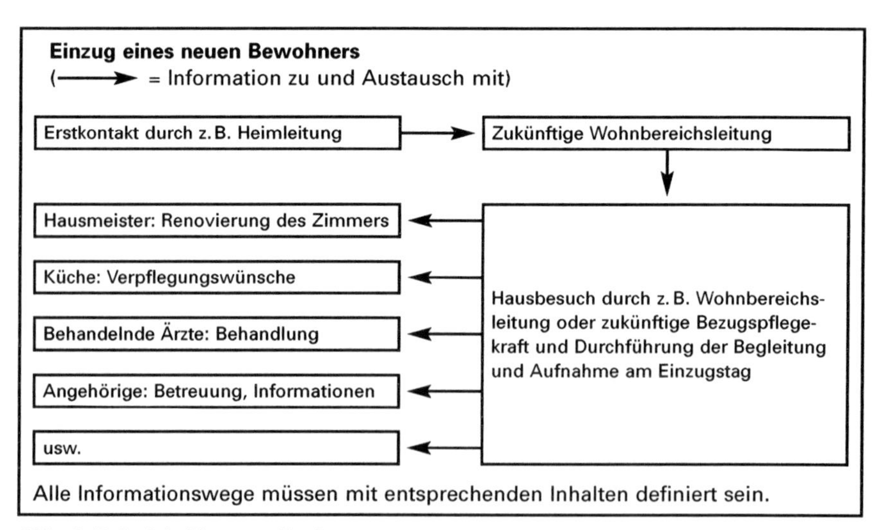

Abb. 9: Beispiel »Kommunikationswege«.

4.7.6.11 Kontakt zu anderen Institutionen

Die Zusammenarbeit mit anderen Institutionen hat einen großen Stellenwert für die Qualität und den Ruf der Einrichtung. So ist regelmäßiger Kontakt zu Einrichtungen im Umfeld zu halten und die Zusammenarbeit zu definieren:

- Umliegende Krankenhäuser, insbesondere psychiatrische Kliniken
- Sozialpsychiatrischer Dienst
- Sozialpsychiatrischer Verbund
- umliegenden Haus- und Fachärzte
- ambulante Pflegedienste
- Kirchengemeinden
- ehrenamtliche Gruppen
- politische Gremien
- Selbsthilfe- und Angehörigengruppen
- Betreuungsvereinen

4.7.6.12 Kooperation mit Angehörigen und gesetzlichen Betreuern

Die Angehörigenarbeit bekommt ein eigenes Konzept, mit dem z. B. die Einbeziehung der Angehörigen in die Betreuungsarbeit und die Erhöhung ihrer Pflegebereitschaft beschrieben wird. Die Einrichtung muss sich um eine transparente Informationspolitik gegenüber den Angehörigen hinsichtlich der Betreuung kümmern. Auch die Erhebung von biografischen Daten der Bewohner gehört dazu. Das Konzept sollte auch die »Kundenzufriedenheit« auf Seiten der Angehörigen sicherstellen und es sollte eine gemeinsame Gestaltung in der Kommunikation zum Bewohner ermöglichen.

Hierzu sollen die Bezugspflegekräfte die Angehörigen im Rahmen des Datenschutzes und der Schweigepflicht über den Zustand der jeweiligen Bewohner aufklären und nach einem erarbeiteten System die biografischen Daten des Bewohners ermitteln, die er krankheitsbedingt nicht mehr selbst geben kann.

Darüber hinaus muss eine beratende, aufklärende und anleitende Zusammenarbeit mit Angehörigen und Betreuern hinsichtlich des Betreuungskonzepts und der Erstellung einer individuellen Pflegeplanung erfolgen.

Durch attraktive Angebote wie Kaffeerunden zur Kontaktpflege, Informationsabende zu Krankheitsbildern, Pflegetechniken, gemeinsame Aktivitäten (Feste, Ausflüge) etc. sollen die Angehörigen mit in das Betreuungsangebot der Einrichtung integriert werden.

4.7.6.13 Durchführung gemeinsamer Visiten

Mit dem jeweils für den einzelnen Bewohner zuständigen Haus- oder Facharzt sind gemeinsam mit der zuständigen Bezugspflegekraft (oder deren Vertretung) regelmäßig Visiten durchzuführen. Über die Durchführung dieser Visiten ist gemeinsam mit den Ärzten eine Organisationsstruktur zu erarbeiten, die in einem Standard festgelegt wird.

Die Ergebnisse der Visiten sind im Dokumentationssystem festzuhalten und ggf. (ärztliche Anordnungen) vom Arzt gegenzuzeichnen. Über die Ergebnisse dieser Visiten haben sich alle Mitarbeiter, die unmittelbar mit dem jeweiligen Bewohner zu tun haben, zu informieren (Holpflicht!).

4.7.6.14 Informationsfluss zwischen Pflege und Ärzten

Ein gewissenhaft geführtes Dokumentationssystem ist für die Information der behandelnden Ärzte unumgänglich. Alle für die ärztliche Diagnostik und Therapie wesentlichen Informationen sind entsprechend zu dokumentieren. Für die Dokumentation trägt zunächst jede Pflegekraft die Verantwortung, die eine bestimmte Beobachtung gemacht hat, eine Maßnahme durchgeführt hat oder einen Tatbestand festgestellt hat. Übergreifend ist die Bezugspflegekraft für die gewissenhafte Dokumentation ihrer Bewohner verantwortlich. Die Leitungskräfte tragen übergreifend dafür die Verantwortung, dass die Dokumentation in ihrem Zuständigkeitsbereich ausreichend geführt wird. Die Bezugspflegekräfte ergänzen bei den Visiten mit den Ärzten die schriftliche Dokumentation mit mündlichen Berichten. Im Bedarfsfall werden die behandelnden Ärzte auch zwischenzeitlich mit wichtigen Informationen auf dem Laufenden gehalten. In dem Prozessstandard »Mitarbeit bei der ärztlichen Diagnostik und Therapie« wird vereinbart, dass die behandelnden Ärzte ebenfalls alle wichtigen Informationen über die Bewohner an die Mitarbeiter weitergeben, damit die notwendige multiprofessionelle Zusammenarbeit gesichert ist. Ärzte sollten die Visiten grundsätzlich nur gemeinsam mit den Bezugspflegekräften durchführen.

4.7.6.15 Dokumentation ärztlicher Anordnungen

Alle ärztlichen Anordnungen (Behandlungspflege, Medikamente etc.) sind in das Dokumentationssystem einzutragen und vom anordnenden Arzt gegenzuzeichnen. Alle Anordnungen sollen persönlich vor Ort vom Arzt durchgeführt werden. Fernmündlich übermittelte ärztliche Anordnungen sind grundsätzlich rechtlich nicht haltbar. Eine mögliche Alternative sind per Fax übermittelte Anordnungen.

4.7.6.16 Wohnraumkonzept

In den vergangenen Jahren wurde ausführlich über eine für demenziell erkrankte Menschen geeignete Wohn- und Betreuungsform diskutiert. Das Prinzip der »integrierten Wohnform« wurde und wird weiterhin propagiert. Das bedeutet, dass Senioren aller Pflegestufen, ob voll orientiert oder demenziell verändert, körperlich behindert oder aktiv und selbstständig unter einem Dach in einer Einrichtung leben sollen. Diese Wohnform hat allerdings den Nachteil, dass sie große Anforderungen an die Toleranz der orientierten Bewohner stellt. Auch die Aktivitäts- und Beschäftigungsangebote können in der Regel nur auf eine bestimmte Personengruppe abgestellt werden. Bietet man spezielle Beschäftigungsangebote für demenziell Erkrankte an, unterfordert man die orientierten Bewohner. Umgekehrt sind demenziell Erkrankte bei den Beschäftigungsangeboten für orientierte Bewohner überfordert.

Es hat sich daher in der Praxis als vorteilhaft herausgestellt, für die Menschen mit demenziellen Erkrankungen so genannte segregative Tagesstrukturen anzubieten. In speziellen Tagesgruppen und in gesonderten Räumen werden für verwirrte alten Menschen spezielle Beschäftigungen und tagesstrukturierende Maßnahmen nach dem »Normalitätsprinzip« angeboten (gemeinsam kochen, essen, singen, lachen, sitzen, dösen, laufen etc.). Es können auch segregative Wohnformen in einer Einrichtung integriert werden.

Das *Kuratorium Deutsche Altershilfe (KDA)* empfiehlt das Wohngemeinschaftskonzept, in dem sechs bis acht Bewohner in einer kleinen Einheit zusammenleben. Die Einzelzimmer der Bewohner gruppieren sich um eine »Wohnküche« herum, in der tagsüber das gemeinsame Zusammenleben möglich ist. Eine zentrale Essensversorgung gibt es nicht mehr. Eine Hauswirtschaftskraft kocht (möglichst gemeinsam mit den Bewohner) in der Wohnküche. Pflegekräfte werden bei Bedarf hinzugezogen. Das Prinzip der Normalität wird somit hervorragend umgesetzt.
Wenn mehrere solcher Wohngruppen organisatorisch zu einer großen Einheit zusammen gefasst werden, wird nach Berechnungen des KDA auch die betriebswirtschaftliche Machbarkeit erreicht.

Einige Empfehlungen für die bauliche Ausstattung und Ausgestaltung:
- Einzelzimmer / Zweibettzimmer
- Wohnzimmer mit einem Ambiente, das der Generation entspricht
- Badezimmer mit einer Ausstattung, die zwar funktionell ist, jedoch noch an ein Badezimmer erinnert und nicht an eine hochtechnisch ausgestattete Hygiene-Waschstraße. Wasserhähne aus der »guten alten Zeit«
- Eigene Dusch- und Waschgelegenheit mit Toilette
- Rollstuhlgerechte Ausstattung
- Altersgemäße und dennoch behindertengerechte Möblierungen in den Zimmern mit der Option, dass eigene Möbel und persönliche Gegenstände mitgebracht werden dürfen.
- Ruheräume
- Räume für Ergotherapie
- Räume für spezielle Trainingsgruppen (z. B. für Kochgruppen etc.)
- Essräume
- Treffpunkte (Theke, Nachtkaffe, Cafeteria, »Klönecke« etc.)
- Gymnastik- und Sporträume
- Tee- bzw. Wohnküche
- ausreichend Toiletten
- Abstellräume
- Gestaltung der Flure mit jahreszeitgemäßem Schmuck, hellem, blendfreiem Licht, Sitzecken, Tastflächen zur Stimulierung der Sinne, Bewegungsmöglichkeiten (bei der Ausgestaltung der Flure die Brandschutzvorschriften hinsichtlich der Fluchtwege und möglicher Brandlasten beachten).
- Mitbestimmungsmöglichkeiten der Bewohner bei Ausgestaltung und Möblierung

- Orientierungsfördernde farbliche Gestaltung der Räumlichkeiten (Farbe, Symbole etc.)
- Helles Licht (500 Lux)
- Pflege- u. Behandlungsräume
- Dienstzimmer

5. Die praktische Umsetzung

Es gibt Einrichtungen die kein Konzept haben – betrüblich! Es gibt Einrichtungen, die ein Konzept haben, das aber keiner kennt – genauso betrüblich! Es gibt Einrichtungen, die ein Konzept haben, das alle kennen, aber keiner weiß, wie er es umsetzen soll und kann – noch betrüblicher!

Es hilft alles nichts. Wenn man es wirklich ernst meint mit dem Anspruch einer hohen Pflege- und Betreuungsqualität, dann hält man nicht nur ein Konzept auf dem Papier vor, das nur zur Beruhigung des MDK bei den Qualitätsüberprüfungen dient, sondern setzt alles in Bewegung, damit dieses Konzept auch in der Praxis gelebt und umgesetzt wird. Das ist leider auch der schwerste Teil der Konzepterarbeitung und -umsetzung.

Im Übrigen überprüft der MDK bei möglichen Qualitätsprüfungen gem. § 80 SGB XI nicht nur, ob ein schriftliches Konzept vorhanden ist, sondern richtet seine Betrachtung auch auf die praktische Umsetzung!

Nach meinen Erfahrungen durch einige Praxisprojekte, empfehle ich eine Vorgehensweise zur praktischen Einführung eines neuen Pflegekonzepts, die ich im Folgenden vorstellen möchte.

5.1 Vorstellung und Verbreitung des neuen Konzeptes

Das fertige schriftliche Konzept muss allen anderen Mitarbeitern vorgestellt werden. Man sollte gleich zu Beginn der Vorstellung deutlich machen, dass die vorgestellte Version zunächst vorläufigen Charakter hat und dass Anregungen, Kritik oder Ergänzungen seitens der Mitarbeiter wichtig und erwünscht sind. Erst wenn diese Ergänzungen nach erneuter Überarbeitung aufgenommen sind, gilt das Konzept als fertig gestellt. Also sollte das vorläufige Konzept vervielfältigt werden, damit jeder Mitarbeiter ein Exemplar erhält.
Zusätzlich wird das Konzept in Schulungen, an denen in verschiedenen Etappen alle Mitarbeiter teilnehmen sollen, Punkt für Punkt vorgestellt, erläutert und diskutiert. Nach der ausführlichen Vorstellung gibt man den Mitarbeitern noch eine großzügige Frist, um weitere Anmerkungen, Ergänzungen oder Kritik anbringen zu können.

Anschließend werden die Ergänzungen in das Konzept aufgenommen und das Ganze wird noch einmal abschließend überarbeitet.
Sicher scheint diese Vorgehensweise sehr aufwändig zu sein. Es ist jedoch von großer Wichtigkeit, den Mitarbeitern kein fertiges Konzept überzustülpen, sondern sie aktiv in den Erarbeitungsprozess einzubeziehen. So wird die Motivation gefördert und die Mitarbeiter, die ja letztlich das Konzept in der Praxis umsetzen sollen, werden ernst genommen. Erst nach der abschließenden Überarbeitung sollte das fertige Konzept ggf. dem Träger zur abschließenden Genehmigung vorgelegt und schließlich umgesetzt werden.

Die Einzelschritte in der Kurzübersicht:
- Konzeptentwurf Punkt für Punkt vorstellen.
- Änderungen, Anmerkungen, Ideen, Kritik ausdrücklich wünschen und respektieren.
- Möglichst alle Mitarbeiter einbeziehen.
- Entwurf letztlich überarbeiten, festlegen und ggf. vom Träger genehmigen lassen.

5.2 Instrumente zur systematischen und strukturierten Arbeitsweise

Um nun das Konzept konkret umzusetzen, bedarf es einiger **Vorüberlegungen**:

Welche Aspekte unseres Konzepts sind in der Praxis bereits etabliert?	Diese Punkte sind in der Praxis bereits eingeführt und können zunächst in den Hintergrund gestellt werden. Listen Sie nun alle Punkte auf, die noch nicht in die Praxis umgesetzt sind.
Welche Teilprojekte des auf- **neuen Konzeptes müssen zuerst eingeführt werden, weil sie Voraussetzung für weitere Punkte sind?**	Viele Teilprojekte eines neuen Konzeptes bauen einander auf und sind davon abhängig, dass andere Punkte zunächst vorhanden sind. **Beispiel:** *Eine schichtübergreifende Teambesprechung täglich nach der Übergabe kann natürlich erst dann umgesetzt werden, wenn zunächst ein neues Dienstzeitmodell mit Überlappungszeiten eingeführt wurde.* Überlegen Sie also, welche Teilprojekte Ihrer neuen Konzeptes in welcher Reihenfolge eingeführt werden müssen. Bedenken Sie, dass Sie die neuen Punkte Schritt für Schritt einführen sollten, um die Mitarbeiter nicht zu überfordern.
Schrittweise Einführung der Einzelaspekte in der richtigen Reihenfolge nach System.	Klären Sie vorher: • Wer ist für die Einführung dieses Teilprojektes verantwortlich? • Wer hilft ihm dabei? • Bis wann soll das Teilprojekt umgesetzt sein? • Wer überwacht den Einführungsprozess? (z. B. die Arbeitsgruppe)

Praktiker argumentieren oft gegen das Konzept, indem sie das Zeitproblem anführen: *»Wir finden dieses Projekt ja toll, aber wann sollen wir denn das auch noch machen?«* Bevor man sich davon beeindrucken lässt, muss zunächst überprüft werden, ob die Arbeitsorganisation so systematisch und rationell ist, dass tatsächlich keine Optimierung der Arbeitsabläufe mehr möglich ist.

Nach meiner Erfahrung kann jedoch in fast jedem Team durch Strukturierung, Straffung und Rationalisierung der Arbeitsabläufe, Systematisierung der Arbeitsorganisation und Einschränkung oder Weglassen von unnötigen Tätigkeiten, eine Optimierung der Arbeitsorganisation erfolgen. Das Ergebnis ist, dass mit den gleichen personellen Ressourcen mehr Zeit zur Verfügung steht.

Dazu sollte eine **Arbeitsablaufanalyse** durchgeführt werden. Ihr Ziel ist es, die Arbeit systematischer, strukturierter und rationeller durchzuführen, um die neuen pflegerischen Inhalte in der Praxis auch leisten zu können.

Gehen Sie dazu wie folgt vor:

<table>
<tr><td>Typischen Tagesablauf der Pflege einmal rund um die Uhr aufschreiben:</td><td>Nehmen Sie am besten eine große Wandzeitung und listen Sie alle typischen Tätigkeiten der Pflege nach der Reihenfolge auf wie in folgenden Beispiel:</td></tr>
<tr><td></td><td>
<table>
<tr><td>Uhrzeit</td><td>Tätigkeit</td><td>Mitarbeiter</td></tr>
<tr><td>06.00 – 09.00</td><td>Wecken, Waschen u. Anziehen der mobilen Bewohner</td><td>3–4</td></tr>
<tr><td>7.00 – 07.20</td><td>Stellen der Tropfen</td><td>1</td></tr>
<tr><td>09.00 – 09.45</td><td>Essen anreichen</td><td>2</td></tr>
<tr><td>09.00 – 10.00</td><td>Grund- und Behandlungspflege bei den bettlägerigen Bewohnern</td><td>2</td></tr>
<tr><td></td><td>usw.</td><td></td></tr>
</table>
Es sollte eine Auflistung eines typischen Tagesablaufes sein, der möglichst detailliert alle anfallenden Tätigkeiten in der zeitlichen Reihenfolge beschreibt und Angaben enthält, wie viele Mitarbeiter im Durchschnitt damit beschäftigt sind.</td></tr>
<tr><td></td><td></td></tr>
</table>

Analysieren Sie den Tagesablauf nach diversen Fragestellungen!	Stellen Sie sich nun anhand ihres Tagesablaufes folgende Fragen: • Gibt es »berufsfremde« Tätigkeiten, die an andere Berufsgruppen abgegeben werden könnten, um die Pflege zu entlasten? • Gibt es »übertriebene« Pflegetätigkeiten, die in dieser Intensität nicht notwendig wären und bei Reduzierung dennoch eine angemessene Pflegequalität darstellen würden? • Gibt es unrationelle Arbeitsmethoden? (z. B.: doppelte Dokumentation, lange Laufwege etc.) • Sind die anfallenden Aufgaben möglichst gleichmäßig über den Tag und die Nacht verteilt (so weit möglich)? • Sind bei Arbeitsspitzen ausreichend Mitarbeiter vorhanden? • Sind die Arbeitskapazitäten rationell ausgenutzt? (s. Kap. 4.2) • Gibt es flexible Dienstzeiten? • Etc.
Arbeiten Sie Ihre Problempunkte heraus!	Nach der Analyse kristallisieren sich Ihre spezifischen Problempunkte heraus. Schreiben Sie diese Problempunkte auf.
Lösungsschritte sammeln, festlegen und umsetzen.	Zu jedem einzelnen Problempunkt müssen nun Lösungsideen zusammengetragen werden. Einigen Sie sich auf einen Lösungsweg und setzen Sie den Lösungsweg schrittweise um. Nach diesen Schritten wird Ihre Arbeitsorganisation straffer und besser organisiert sein. Mit den möglicherweise entstandenen neuen zeitlichen Ressourcen können Sie nun die Projekte umsetzen, die Ihr neues Konzept vorsieht. Sollten keine neuen zeitlichen Ressourcen nach der Arbeitsablaufanalyse entstanden sein, dürfte ohne personelle Verstärkung die Umsetzung neuer konzeptioneller Projekte, die zusätzliche Zeit kosten, nicht realistisch sein. **Achtung: Bevor man personelle Verstärkung fordert, sollte man zunächst seine eigene Arbeitsorganisation überprüfen. Sie werden sich wundern, welche zeitlichen Ressourcen in der Regel verschwendet werden!**

Die Einzelpunkte in der Kurzübersicht:
- Typischen Arbeitsablauf in 24 Std. dokumentieren.
- Ablauf hinsichtlich inhaltlicher und organisatorischer Fragestellungen analysieren.
- Problempunkte heraus arbeiten.
- Lösungsschritte sammeln und festlegen.
- Lösungsschritte umsetzen.

5.3 Erarbeitung von kreativen Lösungsschritten

Nachdem Sie, wie im Kap. 5.2 bereits beschrieben, die richtige Reihenfolge der umzusetzenden Teilprojekte festgelegt haben, müssen nun kreative Lösungsschritte erarbeitet werden. Um möglichst viel Kreativität einzubringen, sollte auch das kreative Potenzial möglich vieler Mitarbeiter genutzt werden.

Transparenz ist während des gesamten Entwicklungsprozesses zum neuen Konzept ein ganz wichtiger Aspekt. Wichtig ist auch die Transparenz zum jetzigen Zeitpunkt, da sich möglichst viele Mitarbeiter an der Entwicklung der Lösungsschritte beteiligen sollen. Je mehr Diskussionen über die Umsetzung der jetzt anstehenden Teilprojekte unter den Mitarbeitern entstehen, um so mehr wird deutlich, dass sich offensichtlich viele Mitarbeiter aktiv für die Konzeptentwicklung interessieren und beteiligen wollen.

Es sollte dabei fast eine Art Wettbewerb stattfinden, wer die beste Idee für die praktische Umsetzung eines Teilprojektes hat.
Beachten Sie dabei, dass hier keine Mitarbeiter benachteiligt oder bevorzugt werden. Die Mehrheiten sollten möglichst über die Durchführung eines bestimmten Lösungsweges bestimmen.

5.4 Schrittweise Umsetzung der Einzelprojekte in Testphasen

Neue konzeptionelle Inhalte müssen Schritt für Schritt in der Praxis etabliert und ständig reflektiert werden. Das bedeutet auch, dass Sie bei Neuerungen zunächst einen Probelauf durchführen. Diese Testphase gibt Ihnen und Ihren Mitarbeitern die Möglichkeit, Schwachstellen zu erkennen und relativ unkompliziert nachbessern zu können.

Zum Probelauf gehört auch eine regelmäßige Erfassung und Reflexion der Erfahrungen. Bei einer Auswertung wird rasch sichtbar, was noch geschehen muss, um das neue Konzept umsetzen zu können. Erfahrungsgemäß wird dieser Probelauf alle Mitarbeiter anspornen, sich konsequent und lösungsorientiert mit den neuen Konzepten auseinander zu setzen. Die Mitarbeiter der AG werden die anderen Mitarbeiter im Umsetzungsprozess begleiten und ihnen dabei wie ein Coach zur Seite stehen.

6. Maßnahmen zur Qualitätssicherung

Durch die Anforderungen des § 80 SGB XI (Qualitätssicherung) ist es zwingend erforderlich geworden, sich u. a. mit den Begriffen der **Struktur-**, **Prozess-** und **Ergebnisqualität** auseinanderzusetzen.

Unter **Strukturqualität** versteht man die Qualität der Rahmenbedingungen, unter denen die Pflegeleistungen erbracht werden. Zur Strukturqualität gehört z. B.:
- die Personalstruktur (Anzahl, Qualifikation, Aufgaben, Stellenbeschreibungen),
- die Ausstattung mit Sachmitteln,
- die räumlichen Strukturen,
- die Organisationsstrukturen und entsprechende Abläufe,
- die Regelungen zur Informationspolitik (Besprechungen, Protokolle etc.),
- Fort- und Weiterbildung.

Die **Prozessqualität** regelt eher die Abläufe und beeinflusst, **wie** eine Pflegeleistung erbracht wird.
Hierzu gehören z. B.:
- Auflistung der zu erbringenden Pflegeleistungen (Leistungskataloge),
- der Pflegeprozess (Pflegeplanung und entsprechende Dokumentation,
- Pflegestandards (somatische und psychosoziale Pflegestandards unter Einbeziehung des Beziehungsaspektes der Leistungserbringung nach dem neuesten pflegewissenschaftlichen Stand).

Die **Ergebnisqualität** gilt bisher als der schwierigste Teil der überprüfbaren Anteile, da die Pflegeergebnisse oftmals der subjektiven Beurteilung der entsprechenden Leistungserbringer unterliegen und somit nur schwer zu beurteilen sind.
Dennoch sollte die Ergebnisqualität deshalb nicht vernachlässigt werden, da ansonsten ein ganz wesentlicher Teil der gesamten Qualitätsüberprüfung und -sicherung übersehen werden würde.

6.1 Konzepte der Qualitätssicherung

Je nach dem, welche Ziele mit dem Konzept der Qualitätssicherung verfolgt werden, können verschiedene Qualitätssicherungskonzepte in den Einrichtungen etabliert werden.
Hier eine kleine Auswahl:
- Total Quality Management (TQM)
- DIN ISO 9000 ff
- KAIZEN

Es können aber auch selbst entwickelte Qualitätsmanagementkonzepte umgesetzt werden, die sich an vorhandenen Hilfsmitteln orientieren.
So kann z. B. die Überprüfung der pflegerischen Qualität am Qualitätshandbuch *Wohnen im Heim* (*Kuratorium Deutschen Altershilfe*, Köln 1998) erfolgen, die man in re-

gelmäßigen Sitzungen anhand der Fragen des Handbuches nach der Gliederung der AEDL überprüft. Auch die im Kap. 6.2 gezeigte Checkliste kann hierzu dienen.

6.2 Qualitätszirkel

Um die Qualität der Strukturen, Prozesse und Ergebnisse permanent überprüfen und verbessern zu können, ist es sinnvoll sich an Checklisten zu orientieren.
Eine solche Checkliste könnte so aussehen:

Überprüfung der Organisationsstruktur / Pflegequalität einer stationären Altenhilfeeinrichtung

1. Allgemeine Struktur der Einrichtung

1.1 Name /Adresse der Einrichtung:

1.2 Träger der Einrichtung:

1.3 Kurzeitpflege: Tagespflege:
Betreutes Wohnen:

1.4 Zahl der Plätze:

1.5 Zahl der Mitarbeiter:
Pflege: Exam.: ohne Exam.:
Hauswirtschaft:
Ergotherapie:
Physiotherapie:
Sozialdienst:
Leitung:
Sonstiges:

1.6 Grobkonzept der Einrichtung:

1.7 Pflegekonzept der Einrichtung:

2. Bauliche Struktur:

2.1 Zahl der Zweibettzimmer:
Zahl der Dreibettzimmer:
Zahl der Vierbettzimmer:
Zimmer mit mehr als vier Betten:
mit Nasszellen:

2.2 Aufenthaltszimmer der Bewohner:

2.3 Badezimmer:

2.4 Spezielle Gruppenräume:

2.5 Ergotherapieräume:

2.6 Versammlungssaal:

2.7 Speiseräume:

2.8 Flure:

2.9 Rückzugsmöglichkeiten für Bewohner:

2.10 Wohnzimmer:

2.11 Rollstuhlgerechte Ausstattung:

2.12 Altengerechte Möblierung:
2.13 Tee / Wohnküche:

2.14 Toiletten:

2.15 Abstellräume:

2.16 Pflege- / Behandlungsräume:

2.17 Dienstzimmer:

2.18 Sonstiges:

3. Indirekte Pflege

3.1 Unternehmensleitbild

3.1.1 Gibt es ein übergeordnetes Unternehmensleitbild?

3.1.2 Nach welchen Kriterien ist es gegliedert?

3.2 Pflegetheorien und Konzepte

3.2.1 Gibt es ein Pflegekonzept oder Pflegeleitbild für die Einrichtung?

3.2.2 Orientiert sich das Einrichtungs- bzw. Pflegekonzept an einer bekannten Pflegetheorie?

3.3 Pflegemanagement

3.3.1 Leitungsstruktur der Pflege (Organigramm):

3.3.2 Stellenbeschreibungen:

3.3.3 Wie ist die Führungs- und Kompetenzstruktur geregelt?

3.3.4 Wie wird die Personalmotivation gefördert?

3.3.5 Gibt es Supervision?

3.3.6 Gibt es Fallbesprechungen?

3.3.7 Wie ist die Konfliktbearbeitung geregelt?

3.3.8 Wie ist die Zusammenarbeit mit anderen Abteilungen geregelt?

3.3.9 Wie ist die Mitwirkung bei der Qualitätssicherung der Führungskräfte organisiert?

3.3.10 Wie ist die Personalführung geregelt?

3.3.11 Gibt es Leistungsbeurteilungen?

3.3.12 Personalbedarfsermittlung:

3.3.13 Pausengestaltung der Mitarbeiter:

3.3.14 Was wird dem Mitarbeiter geboten?

3.3.15 Fürsorgepflicht des Arbeitgebers:

3.3.16 Arbeitszeiterfassungssystem:

3.3.17 Burn-out-Prophylaxe:

3.3.18 Suchtvereinbarung / Suchtbeauftragter:

3.4 Pflegeorganisation

3.4.1 Dienstzeiten:

3.4.2 Wie ist die Personaleinsatzplanung organisiert?

3.4.3 Gibt es Anhaltszahlen für die Mindestbesetzung (Zahl u. Qualifikation?

3.4.4 Fortbildung / IBF

3.4.5 Gibt es Pflegestandards?
3.4.5.1 Wer hat sie erarbeitet?

3.4.5.2 Wie sind die Standards gegliedert ?

3.4.5.3 Wie sind sie in der Praxis eingeführt?

3.4.6 Nach welchem Pflegesystem wird gearbeitet?

3.4.7 Informationspolitik

3.4.7.1 Übergreifende Besprechungen (Träger)

3.4.7.2 Hausinterne übergreifende Besprechungen

3.4.7.3 Weitere Besprechungen

3.4.7.4 Teambesprechungen

3.4.7.5 Rundschreiben

3.4.7.6 Diensterlasse

3.4.8 Dienstübergaben

3.4.9 Dokumentationssystem

3.4.10 Gibt es »berufsfremde Tätigkeiten« in der Pflege?

3.4.11 Gibt es routinemäßige Pflegetätigkeiten, deren Notwendigkeit überprüft werden sollte?

3.4.12 Koordination der Aufteilung der Pflegetätigkeiten

3.4.13 Wer darf mit welcher Qualifikation welche Tätigkeiten machen?

3.4.14 Wird der Pflegeprozess organisiert?
(Systematische Infosammlung, Biografie, Erhebung von Ressourcen und Problemen, Zielermittlung, Festlegung der Maßnahmen, Überprüfung der Pflegewirkung, Dokumentation der Planung

3.5 Organisation der Qualitätssicherungsverfahren

3.5.1 Übergreifender QZ

3.5.2 QZ Untergruppen

3.5.3 QZ in den Stationsteams

3.5.4 Interne Qualitätsaudits

3.5.5 Qualitätshandbuch
3.5.6 Controlling-Systeme der Pflege

3.5.7 Vernetzung der Qualitätsorganisation zwischen den einzelnen Abteilungen/Berufsgruppen.

3.5.8 Organisation der »Qualitätsplanung«

3.5.9 Organisation der »Qualitätslenkung«

3.5.10 Organisation der »Qualitätssicherung«

3.5.11 Organisation der »Qualitätsverbesserung«.

3.6 Praxisanleitung und Begleitung

3.6.1 Gibt es Mentoren?

3.6.2 Einarbeitungssystem für neue Mitarbeiter

3.7 Kooperation mit anderen Berufsgruppen und Bereichen in der Einrichtung

3.7.1 Gibt es definierte Zusammenarbeit bei den Schnittstellen?

3.7.2 Sind die Aufgaben, Zuständigkeiten und Tätigkeiten der unterschiedlichen Berufsgruppen definiert?

3.7.3 Gibt es übergreifende Standards?

3.8 Mitarbeit bei der ärztlichen Diagnostik und Therapie bzw. Rehabilitation

3.8.1 Finden »Visiten« statt?

3.8.2 Ist für eine ausreichende Qualifikation der Mitarbeiter gesorgt, die die Maßnahmen der Behandlungspflege durchführen?

3.8.3 Findet eine gemeinsame »Behandlungsplanung« mit den therapeutischen Berufsgruppen statt?

3.9 Übergreifende Betreuungs-, Pflegeangebote u. Pflegeschwerpunkte

3.9.1 Tagespflege

3.9.2 Nachtpflege

3.9.3 Kurzzeitpflege

3.9.4 Begleitender Dienst

3.9.5 Spezielle Betreuungsgruppen:
3.9.6 Nachtcafé:

3.9.7 »Snoezelen«:

3.9.8 Beschäftigung:

3.9.9 Aktivierende Pflege:

3.9.10 Ganzheitliche Pflege:

3.9.11 Lebenspraktische Trainingsgruppen:

3.9.12 Orientierungshilfen:

3.9.13 Autonomie der Bewohner:

3.9.14 Integration der Bewohner:

3.9.15 Angehörigenarbeit:

3.9.16 Allgemeine Tagesstrukturierung:

3.9.17 Haben Ordnungskriterien vor freier Entfaltung den Vorzug?

3.9.18 Gabe von Psychopharmaka:

3.9.19 Haben Selbsthilfegruppen zum Haus Zugang?

3.9.20 Gibt es ehrenamtliche Helfer?

3.9.21 Gibt es Sitzwachen?

4. Direkte Pflege

4.1 Kommunizieren

4.1.1 Standards zu Kommunikation oder Beziehungsgestaltung

4.1.2 Wie kommunizieren die Mitarbeiter mit den Bewohnern?

4.1.3 Gibt es kommunikationsfördernde
Sitzgruppen?

4.1.4 Spezielle Kommunikationsregeln für verwirrte alte Menschen

4.1.5 Werden Ressourcen ermittelt?

4.1.6 Werden Störungen der Sinnesorgane beachtet?

4.1.7 Sind Grundsätze der Validation bekannt und werden sie angewendet?

4.1.8 Wie werden die Bewohner angesprochen?

4.1.9 Werden die alten Menschen ernst genommen?
4.1.10 Werden auch Grenzen gesetzt?

4.1.11 Namensschilder, Bilder der Mitarbeiter etc.?

4.1.12 Wird ggf. Logopädie hinzugezogen?

4.2 Sich bewegen

4.2.1 Stehen ausreichend Mobilisationshilfen zur Verfügung?

4.2.2 Gibt es einen Standard?

4.2.3 Sind die Grundsätze der Kinästhetik bekannt und werden sie umgesetzt?

4.2.4 Basale Stimulation?

4.2.5 Wird ausreichend mobilisiert?

4.2.6 Stehen insbesondere unruhigen Menschen genügend Freiräume zur Verfügung?

4.2.7 Zusammenarbeit mit der KG

4.2.8 Aktive und passive Bewegungsübungen

4.2.9 Rückenschonende Arbeitsweise

4.2.10 Prophylaxen/Materialien:
- Dekubitus:
- Kontrakturen:
- Thrombose:

4.2.11 Gibt es Standards zur:
- Dekubitusprophylaxe,
- Thromboseprophylaxe,
- Kontrakturenprophylaxe?

4.2.12 Gibt es Orientierungshilfen?

4.3 Sich pflegen

4.3.1 Welcher Wert wird auf Eigeninitiative bei der Selbstpflege gelegt?

4.3.2 Stehen ausreichende und gute Materialien zur Verfügung?

4.3.3 Atmosphäre in den Badezimmern

4.3.4 Hautpflege

4.3.5 Kosmetik
4.3.6 Möglichkeiten des Genusses und der Entspannung durch Körperkontakt

4.3.7 Berücksichtigung der Intimsphäre

4.3.8 Zeiten für die Körperpflege (individuell?)

4.3.9 Pflegestandard

4.3.10 Hygienemaßnahmen (Pflegestandard?)

4.4 Vitale Funktionen aufrecht erhalten

4.4.1 Welche Notfallgeräte stehen zur Verfügung?

4.4.2 Ausreichende Kenntnisse über Notfälle/Erste Hilfe?

4.4.3 Gibt es einen Katastrophenplan?

4.4.4 Ist das Rufen eines Notarztes standardisiert?

4.4.5 Werden die Vitalwerte bei Bedarf regelmäßig gemessen?

4.4.6 Pneumonieprophylaxe (Standard?)

4.5.7 Werden Atemübungen gemacht?

4.4.8 Stehen Inhalationsgeräte zur Verfügung?

4.4.9 Ultraschallkaltvernebler?

4.5 Essen und Trinken

4.5.1 Variable Essenszeiten

4.5.2 Wunschkost/Auswahlmenü

4.5.3 Esskultur

4.5.4 Wird auf ausreichende Ernährung geachtet?

4.5.5 Häufigkeit der Mahlzeiten

4.5.6 Sind Vorlieben/Abneigungen bekannt und werden sie beachtet?

4.5.7 Wie flexibel kann auf Sonderwünsche reagiert werden?

4.5.8 Wird auf Diätetik Wert gelegt?

4.5.9 In welcher Umgebung essen die Bewohner?

4.5.10 Ist die Gebiss- und Mundpflege angemessen?

4.5.11 Wie wird Menschen bei der Nahrungsaufnahme Unterstützung gegeben?

4.5.12 Gibt es Ess- oder Trinkhilfen? Werden sie angemessen angewendet?

4.5.13 Wird auf ausreichende Flüssigkeitszufuhr geachtet?

4.5.14 Stehen Getränke immer ausreichend und greifbar zur Verfügung?

4.5.15 Wie schnell wird zu Sonden etc. gegriffen?

4.5.16 Wird mit hochwertigen Materialien gearbeitet?

4.5.17 Pflegestandard

4.6 Ausscheiden

4.6.1 Pflegestandard

4.6.2 Einsatz von natürlichen Laxantien
4.6.3 Sind die Ausscheidungsgewohnheiten bekannt?

4.6.4 Sind Hilfsmaterialien zur Ausscheidung vorhanden? (Toilettenstühle, Toilettensitze etc.)

4.6.5 Individuelles Toilettentraining

4.6.6 Kontinenzmaterialien

4.6.7 Ausreichende Körperpflege bei Inkontinenz?

4.6.8 Wird Inkontinenz individuell bekämpft?

4.6.9 Sind die Toiletten ausreichend gekennzeichnet?

4.7 Sich kleiden

4.7.1 Standard

4.7.2 Wird auf witterungs- und situationsbedingt angemessene Kleidung Wert gelegt?

4.7.3 Auswahl der Kleidung durch die Bewohner selbst ?

4.7.4 Wird auf Selbstständigkeit bei An- und Auskleiden geachtet?

4.7.5 Wird auch auf Praktikabilität bei der Kleidung Wert gelegt?

4.7.6 Wird die Kleidung geschützt?

4.8 Ruhen und Schlafen

4.8.1 Standard

4.8.2 Sind Einschlafrituale bekannt?

4.8.3 Wann gehen die meisten Bewohner zu Bett?

4.8.4 Gibt es eine Mittagsruhe?

4.8.5 Wird dem Ruhebedürfnis der Bewohner jederzeit stattgegeben?

4.8.6 Gibt es nachts Beschäftigungsangebote?

4.8.7 Wird nachts Unruhe angemessen zugelassen?

4.8.8 Ist in der Tages- und Wochenstruktur ein ausgewogenes Verhältnis zwischen Ruhe und Aktivität erkennbar?
4.8.9 Werden schlafstörende Faktoren erkannt und behoben?

4.8.10 Sind tagsüber Ruhesessel vorhanden ?

4.8.11 Einsatz von Psychopharmaka

4.9 Sich beschäftigen

4.9.1 Standard

4.9.2 Gibt es Beschäftigungsangebote?

4.9.3 Werden sie individuell geplant?

4.9.4 Werden die Ressourcen mit einbezogen?

4.9.5 Gibt es Tages- u. Wochenpläne und sind sie allgemein einsehbar?

4.9.6 Werden individuelle Beschäftigungsversuche von Bewohnern gefördert?

4.9.7 Können Hobbys ausgeübt werden?

4.9.8 Gibt es Zusammenarbeit mit der BT?
9.8.9 Werden neue Interessen geweckt oder alte neu belebt?

9.8.10 Sind Spiele und andere Materialien vorhanden?

9.8.11 Werden spezielle Trainingsgruppen für die lebenspraktischen Fähigkeiten angeboten?

4.10 Sich als Mann oder Frau fühlen und verhalten

4.10.1 Wird auf homogene Mischung der Geschlechter geachtet?

4.10.2 Werden Kontakte zwischen den Geschlechtern gefördert?

4.10.3 Können Paare zusammen wohnen?

4.10.4 Wird auf Privatsphäre geachtet?

4.10.5 Wir auf ein ausgewogenes Verhältnis zwischen Nähe und Distanz geachtet?

4.10.6 Kann Sexualität angemessen ausgelebt werden?

4.10.7 Standard

4.11 Für eine sichere Umgebung sorgen

4.11.1 Standard
4.11.2 Gibt es Sicherheitsbestimmungen?

4.11.3 Medizinprodukte-Geräte-Verordnung

4.11.4 Werden die Geräte und Pflegehilfsmittel auf Sicherheit überprüft?

4.11.5 Handläufe

4.11.6 Ausstattung der Räumlichkeiten

4.11.7 Brandschutz

4.11.8 Fixierungen

4.11.9 Bettgitter

4.11.10 Haben die Bewohner Zimmerschlüssel?

4.11.11 Fühlen sich die Bewohner sicher und aufgehoben?

4.11.12 Wird die Schweigepflicht gewahrt?

4.12 Mit existenziellen Erfahrungen umgehen

4.12.1 Standard

4.12.2 Wird die Biografie der Bewohner ermittelt?

4.12.3 Werden die Erkenntnisse aus der Biografie individuell für die Pflege verwertet?

4.13 Sterben

4.13.1 Standard

4.13.2 Wird eine individuelle Sterbebegleitung durchgeführt?

4.13.3 Gibt es auf Wunsch religiösen Beistand?

4.13.4 Gibt es Sitzwachen?

4.13.5 Ist für Schmerzfreiheit gesorgt?

4.13.6 Werden individuelle Wünsche des Bew. berücksichtigt?

4.13.7 Gibt es Zusammenarbeit mit Hospizbewegung?

4.13.8 Können Angehörige jederzeit kommen?
4.13.9 Wo stirbt der Bewohner?

4.13.10 Kann das Team der Beerdigung beiwohnen?

4.13.11 Gibt es einen würdigen Verabschiedungsraum?

4.13.12 Wie werden Mitbewohner mit dem Sterben der Nachbarn konfrontiert?

5. Spezielle Angebote für Verwirrte alte Menschen

5.1 Orientierungshilfen und Training

5.2 Validation

5.3 Eigene Gruppen
(z. B. tagesstrukturierende Gruppen)

5.4 Spezielle Beschäftigungsangebote
5.5 eigenes Pflegekonzept

6. Auswirkungen der baulichen Bedingungen auf die Pflege

6.2.1 Überprüfung der Ergebnisqualität in der Altenpflege

Auch die Ergebnisse der pflegerischen Arbeit müssen überprüft und bei Bedarf entsprechende Anpassungen veranlasst werden. Dazu habe ich den folgenden Fragenkatalog zusammengestellt, der beispielhaft die Ergebnisqualität der Pflege hinterfragen soll.

Welche Messkriterien stehen uns für die Überprüfung der Ergebnisqualität zur Verfügung?

1. Grad der Zufriedenheit der Patienten/Bewohner (Kunden)
2. Grad der Gesundheit der Patienten/Bewohner (Kunden)
3. Grad der Erreichung von Pflegezielen
4. Notwendigkeit und Zweckmäßigkeit der Leistung
5. Wirtschaftlichkeit der Leistung

Zu den einzelnen Überprüfungskriterien können ergänzende Fragen formuliert werden, die zur genaueren Ermittlung der Ergebnisüberprüfung beitragen:

Bereich der Ergebnisqualität	**Fragen zur Ergebnisqualität**
1. Grad der Zufriedenheit beim Patienten/Bewohner (Kunden)	
Bedürfnisbefriedigung	*Werden Ihre Bedürfnisse ausreichend von den Pflegekräften beachtet?*
Wertschätzung / Akzeptanz	*Fühlen Sie sich als Person von den Pflegekräften ernstgenommen?*
	Gehen die Pflegekräfte auf Ihre individuellen Wünsche ein?
	Sind die Pflegekräfte freundlich?
	Sind die Pflegekräfte geduldig mit Ihnen?
	Nehmen sich die Pflegekräfte für Ihre Bedürfnisse ausreichend Zeit?
Förderung der Selbstständigkeit und Ressourcen	*Werden sie bei der Pflegeleistung aktiv miteinbezogen?*
	Werden Ihre gesunden Fähigkeiten gefördert und für die Pflege genutzt?

2. Grad der Gesundheit des Patienten/Bewohners (Kunden)	
Realistischer und erreichbarer Gesundheitszustand	*Sind die Pflegeziele an der ärztlich prognostizierten Genesung des Krankheits-/Behinderungsgrades orientiert?*
	Sind die Pflegeziele anhand der pflegerischen Erfahrung in diesem individuellen Fall realistisch und erreichbar?
	Sind die Pflegeziele anhand der Einschätzung des Betroffenen selbst realistisch und erreichbar.
Subjektives Krankheits-/Gesundheitserleben des Betroffenen	*Wie erlebt der Betroffene selbst seinen derzeitigen Gesundheitszustand?*
	Ist der Betroffene mit seinem Gesundheitszustand entsprechend der Umstände zufrieden?
	Welche Ziele verfolgt der Betroffene bzgl. seines Gesundheitszustandes?
3. Grad der Erreichung von Pflegezielen	
Vergangener Zeitraum	*Ist die bisher vergangene Zeit zur Erreichung des Zieles realistisch – Wenn nein warum nicht?* – *Unrealistisches Ziel?* – *Ungeeignete Pflegemaßnahme?* – *Mangelnde Pflegeausführung?* – *Fehlende Fachkenntnis?* – *Mangelndes oder falsches Material?* – *Mangelnde Beziehungsgestaltung?* – *Mangelnde Kooperation durch den Betroffenen?* – *Mangelnde Zeit zur Pflegeausführung?* – *Unvorhersehbare Komplikationen?*

4. Notwendigkeit und Zweckmäßigkeit der Leistung	
Notwendigkeit und Zweckmäßigkeit	*Ist die Leistung aufgrund des Pflegebedarfes des Betroffenen notwendig und entsprechend zweckmäßig – wenn ja, warum?* *– medizinische Begründung* *– soziale Begründung* *– psychische Begründung*
	Sind die Pflegestandards bei der Auswahl und Durchführung der Maßnahme berücksichtigt worden?
5. Wirtschaftlichkeit der Leistung	
Wirtschaftlichkeit	*Ist das günstigste Material bei gleich hoher Qualität für die Maßnahme ausgesucht worden?*
	Ist zwar für die gute Qualität der Leistung genügend, jedoch nicht zu viel Material verbraucht worden?
	Ist die Leistung in einer angemessenen Zeit durchgeführt worden? *– Orientierung am Bewohnerbedürfnis.* *– Orientierung an der Nutzung des Selbsthilfepotentials des Betroffenen (Förderung der Ressourcen und Aktivierung)›* *– Orientierung an den Zeitkorridoren.* *– Überprüfung der eigenen Arbeitsgeschwindigkeit*
	Ist die eigene Arbeitsorganisation so rationell, dass sowohl den bewohnerorientierten Gesichtspunkten wie auch den wirtschaftlichen Erfordernissen Beachtung geschenkt wird?
	Wird die Zeit zwischen den einzelnen Leistungen am Bewohner optimal genutzt?

Zur Überprüfung der Ergebnisqualität stehen unterschiedliche Methoden zur Verfügung:

Befragung des Betroffenen
Vor, während und nach der Durchführung einer Pflegeleistung soll der Betroffene aktiv in die Gestaltung der Pflegesituation einbezogen werden. Die reflektierenden Fragen (s. o.) sind integraler Bestandteil der Pflegearbeit und sorgen für einer angemessene Pflegequalität.

Evtl. Befragung seiner Angehörigen oder Bezugspersonen
Kann der Betroffene aus Krankheitsgründen kaum oder keine Angaben zu der von ihm erlebten Pflegequalität oder zu Wünschen und Bedürfnissen machen, sollen Angehörige oder nahe Bezugspersonen dazu befragt werden. Ziel ist es, möglichst die Wünsche, Bedürfnisse und Entscheidungen des Betroffenen zu ermitteln, die er geäußert hätte, wäre er dazu in der Lage gewesen.

Selbstreflektierende Arbeitshaltung
Die o. a. selbstreflektierenden Fragen sind ebenfalls unverzichtbarer Bestandteil einer professionellen Arbeitshaltung in der Pflege.
Die folgenden Fragen grundsätzlicher Art sollten die Qualitätsüberprüfung, z. B. bei einer Pflegevisite, in der die Pflegeplanung eines Bewohners überarbeitet wird, ergänzen:

1. **Geht meine pflegerische Grundhaltung mit dem Pflegekonzept meiner Einrichtung konform?**
   z. B.:
   - ganzheitliche Grundhaltung,
   - Förderung der Selbstständigkeit des Patienten,
   - ressourcenorientierte Haltung,
   - biographische Grundhaltung,
   - validierende Grundhaltung,
   - etc. (je nach Leitbild im jeweiligen Konzept).

2. **Warum erbringe ich diese Pflegeleistung (eigene Motivation)?**
   z. B.:
   - Ist die sachliche Notwendigkeit der Pflegeleistung professionell begründet?
   - Habe ich meine persönliche Meßlatte bei der Begründung der Notwendigkeit angelegt, oder sieht auch der Betroffene die Notwendigkeit ein?
   - Ist die Notwendigkeit der Pflegeleistung im Team reflektiert?
   - Habe ich sehr persönliche Motive für die Erbringung dieser Leistung, die weniger mit dem Betroffenen zu tun haben?

Kollegiale Fallbesprechung zur Reflexion
Die jeweiligen Pflegeplanungen sollten zur Überprüfung der Ergebnisqualität auch dem Team vorgestellt werden, um auch von anderen Kollegen entsprechende Rück-

meldungen bzw. Ergänzungen zu bekommen. Insbesondere zu Fragen der Beziehungsgestaltung sind solche Rückmeldungen unverzichtbar, da nur so ein professioneller Pflegeansatz gewährleistet ist.

Das »Dementia Care Mapping«
Das DCM-Verfahren (DCM = Dementia Care Mapping) kommt aus England und ist in Deutschland noch nicht besonders bekannt. Es handelt sich um ein Verfahren, dass es erlauben soll, den besonderen Pflegeaufwand im Umgang mit Demenzkranken messbarer zu machen. Ziel ist es, durch genaue Beobachtungs- und Wahrnehmungstechniken die Bedürfnisse und Reaktionen der Dementen auf Grund ihrer Verhaltensweise zu deuten, um somit auch hier Beurteilungskriterien zu haben, die eine angemessene Pflege ermöglichen.
Informationen zum DCM-Verfahren gibt es beim:
Meinwerk-Institut
Giersmauer 35
33098 Paderborn

6.3 Individueller Pflegeprozess

Der individuelle Pflegeprozess, auch: Pflegeplanung genannt, ist das zentrale Instrument zur Qualitätssicherung für den einzelnen Bewohner. Geprägt durch alle anderen standardisierten Vorgaben in der Einrichtung (Leitbild, Konzept, Pflegestandards) wird im Pflegeplan die individuell auf den einzelnen Bewohner zugeschnittene Pflege festgehalten und regelmäßig überarbeitet.

Die Pflegeplanung ist praktisch der individuelle Pflegestandards für den Bewohner und stellt die wichtigste Orientierung für den praktischen Pflegeeinsatz am Bewohner dar.

6.3.1 Rechtliche Grundlagen zum Pflegeprozess

Durch das neu geschaffene Pflegeversicherungsgesetz, insbesondere durch den § 80 SG XI zur Qualitätssicherung, hat die Durchführung des geplanten Pflegeprozesses nunmehr bindende Bedeutung erhalten. Insbesondere in den »*Gemeinsamen Grundsätzen und Maßstäben zur Qualität und Qualitätssicherung nach § 80 SGB XI in ambulanten, teilstationären und vollstationären Pflegeeinrichtungen*« der Spitzenverbände der Pflegekassen ist eindeutig festgelegt, dass der Pflegeprozess mit der entsprechenden Dokumentation Bestandteil von Einrichtungskonzepten sein muss und dass dessen praktische Anwendung nachgewiesen werden muss.

In weiteren Gesetzestexten findet sich ebenfalls die Verpflichtung zur geplanten Pflege:

Im **Heimgesetz** und im dazugehörigen Kommentar finden sich eindeutige Aussagen zur Verpflichtung zum geplanten und entsprechend dokumentierten Pflegeprozess.

SGB XI § 18 (4) § regelt die Verpflichtung zur Vorlage von Unterlagen über Bewohner und Patienten

SGB XI § 105 verlangt die Dokumentation der geleisteten pflegerischen Verrichtungen.

SGB XI §§ 11 (1) und 28 (3) verlangen die Verpflichtung zur Leistung der Pflege nach anerkanntem Stand der medizinisch-pflegerischen Erkenntnisse (beinhaltet ausdrücklich die Pflegeplanung).

SGB V § 132 regelt die Abschlüsse von Verträgen zur Leistung von häuslicher Krankenpflege. Auch hier wird die Verpflichtung zur Pflegedokumentation und zur geplanten Pflege in den Verträgen Berücksichtigung finden.

6.3.2 Kybernetischer Regelkreis im Überblick

Der Regelkreis des Pflegeprozesses ist keine Erfindung der Kranken- oder Altenpflege, sondern wird in der Wirtschaft schon seit Jahren erfolgreich angewendet und ist dort nicht wegzudenken (Abbildung 10). Im Prinzip handelt es sich um einen **Problemlösungsprozess**, der in jeder Lebenslage angewendet werden kann.

Die Qualität der Pflege war bisher auf Zufälle angewiesen: So war nicht klar, welchen Ausbildungsstand und Erfahrungsstand die Pflegekraft hat. Ebenso wenig war bewusst, welche Absprachen im Team vorher bezüglich der Pflege getroffen wurden. Der Bewohner konnte kaum wissen, welche Vorinformationen die Pflegekraft hatte, die ihn

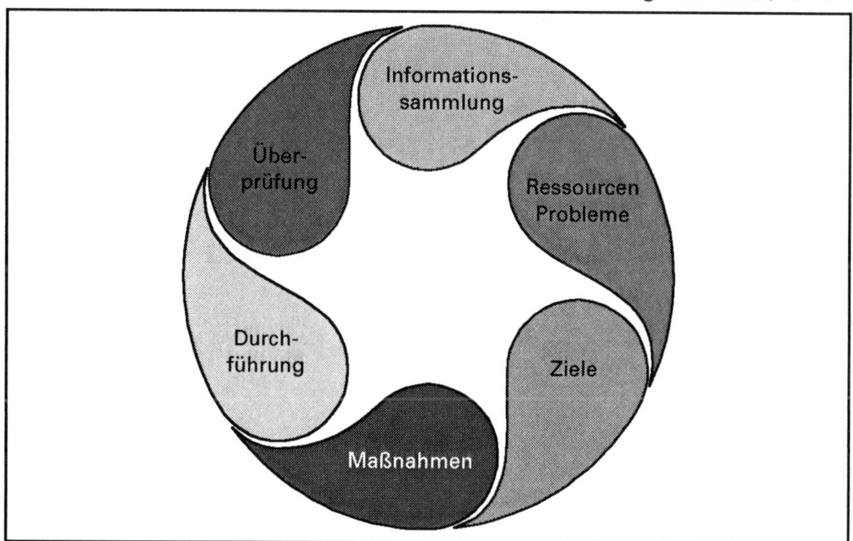

Abb. 10: Der Regelkreis des Pflegeprozesses.

betreute, noch konnte formuliert werden, was der Bewohner von der Pflege erwartet. Was tatsächlich an Pflegeleistungen direkt am Bewohner erbracht wurde, blieb zumeist uneindeutig.
Nach heutigem Kenntnisstand sind diese Umstände, die die Qualität der Pflegeleistungen eher mit einem zufälligen Ergebnis versahen, höchst unprofessionell.
Durch die konsequente Planung der individuellen und bewohnerorientierten Pflege, möglichst nach einem einheitlichen Modell, gestaltet sich die Pflege dagegen einheitlich. Sie ist auf die Bedürfnisse des Bewohner abgestimmt, von gleicher fachgerechter Qualität und am Konzept der Einrichtung orientiert. Kurzum: professionell – durch eine einheitliche, systematisch strukturierte Methode der Planung und Durchführung mit entsprechender Überprüfung.

Voraussetzung dafür ist allerdings, dass: alle Mitarbeiter die Methode des Pflegeprozesses kennen und anwenden und dass der Bewohner mit in die Planung einbezogen wird. Außerdem muss sich die Pflege an einem einheitlichen Modell oder Konzept orientieren und die Inhalte der Pflege an definierten Standards festgemacht sein.

6.3.3 Systematische Informationssammlung

Die Informationssammlung als erster und fast wichtigster Schritt des Pflegeprozesses ist der eigentlichen Planung vorgeschaltet. Dieser Schritt ist daher besonders wichtig, da nur die Bereiche am Bewohner pflegerisch beachtet werden können, über die man vorher auch Informationen gesammelt hat.
Hier orientieren wir uns am **Informationssammlungsbogen** mit seinen Einzelpunkten. Zu den einzelnen Überschriften kann man in einer **Checkliste zur Informationssammlung** weitere Unterpunkte zu den einzelnen Kriterien auflisteten.
In der Informationssammlungsphase sollten pflegerelevante Informationen möglichst systematisch anhand der vorgegebenen Punkte gesammelt und dokumentiert werden. Die Abstimmung mit den anderen Berufsgruppen, **wer welche** Informationen erhebt und **wo** sie dokumentiert werden, sei an dieser Stelle besonders betont.
Damit auch hier die Informationssammlung nicht dem Zufall überlassen bleibt, empfiehlt es sich für die Teams, sich eine Systematik zur Informationssammlung zu erarbeiten.

Folgende Fragen müssen beantwortet werden:

1. **Welche Informationen brauche ich von meinem Bewohnern?**
2. **Woher bekomme ich meine Informationen?**
3. **Wie erhebe ich diese Informationen?**
   (Die Art und Weise der Informationserhebung sollte Beachtung finden, z. B.: Begleitung, Befragung, Beobachtung, Gespräch mit Angehörigen etc.)
4. **Wer erhebt diese Informationen?**
   (Es sollte in jedem Team eine Regelung darüber geben, wer für die Informationssammlung bei den jeweiligen Bewohnern verantwortlich ist. Im Bezugspflegesystem regelt sich dieser Punkt automatisch)

5. **Wann bzw. in welchem Zeitraum werden die Informationen erhoben?**
   (Je nach Stationstyp sollte das Team einen bestimmten Zeitraum festlegen, in dem grob alle wichtigen Informationen gesammelt werden sollen)
6. **Wo und durch wen werden die Informationen dokumentiert?**

Erfahrungsgemäß wird die Informationssammlung nur dann vollständig und in einem überschaubaren Zeitraum erstellt, wenn die Verantwortung für die Infosammlung **klar einer bestimmten Person zugeordnet ist!**

Hinweise zur Arbeitsorganisation:
Das Team muss sich ein solches System individuell erarbeiten, allerdings bietet sich auch hier das Bezugspflegesystem an, da dann die Zuständigkeiten klar geregelt sind.

6.3.4 Bedeutung von Ressourcen im Pflegeprozess

Noch immer ist die Pflege überwiegend durch eine Problemsicht geprägt. Ressourcen der Bewohner werden oftmals nachrangig oder überhaupt nicht beachtet. Zur Stärkung des Selbstwertgefühls und zur Hospitalismusprophylaxe ist es aber unerlässlich, dass Ressourcen der Bewohnern ermittelt und im Pflegeprozess gefördert werden. Daher ist es sinnvoll, diese in die Pflegeplanung aufzunehmen.

Zur Eingrenzung der Planung sollten zunächst nur die Ressourcen in der Pflegeplanung auftauchen, die bei pflegerischer Nichtbeachtung zu einem Defizit beim Bewohnern führen würden; d. h. die Ressource würde verkümmern, wenn sie nicht von den Pflegekräften aktiv gefördert und unterstützt wird.

Alle gesunden und intakten Anteile des Bewohners, um die sich die Pflegekräfte nicht kümmern brauchen, können zwar zur Information in die Planung aufgenommen werden; es müssen jedoch dazu keine Ziele und Maßnahmen formuliert werden.
Droht jedoch der Verfall der Ressource, müssen auch Ziele und Maßnahmen erfolgen und entsprechend dokumentiert werden.

6.3.5 Zusammenarbeit mit dem Bewohner

Im Mittelpunkt der Aktivitäten steht der Bewohner. Eine Aussage, die sicher alle Pflegekräfte unterschreiben könnten. Betrachtet man aber die Vorgehensweise bei der Erstellung einer Pflegeplanung, fällt auf, dass die Pflegekräfte fast ohne Einbeziehung des Betroffenen planen, was für ihn gut zu sein hat.
Es gilt also der Grundsatz, dass bei der Erstellung der Pflegeplanung grundsätzlich der Bewohner einzubeziehen ist.

Der intensive Kontakt zum Bewohner beginnt bereits bei der **Informationssammlung**, bei dem ihm die Bedeutung und Notwendigkeit der Informationssammlung deutlich gemacht werden muss. Die **Ressourcen** des Bewohners müssen mit ihm gemeinsam ermittelt werden. Auch die **Probleme aus der Bewohnersicht** sind von großer Bedeutung, da sie durchaus von der pflegerischen Sicht abweichen können. Entscheidend für den gesamten Betreuungsverlauf und somit auch für den Pflegeerfolg, ist die Compliance (Mitarbeit) des Bewohners. Diese ist aber auch abhängig von einigen Faktoren, die durch Pflegekräfte beeinflusst werden:

Beeinflussungsfaktoren der Compliance des Bewohners durch Mitarbeiter (vgl. *Needham* 1988, S. 52) [8]

Beim Bewohner können Widerstände entstehen, wenn Pflegekräfte

- nicht richtig zuhören,
- sich wenig Mühe geben, den Bewohner zu begreifen,
- Probleme weggeneralisieren oder bagatellisieren,
- Den Bewohner nicht in die Behandlungsplanung einbeziehen,
- der Beziehungsgestaltung allgemein kaum Beachtung schenken.

Es fällt sofort auf, dass mit der Art und Weise der Beziehungsgestaltung auch die Compliance des Bewohners deutlich beeinflusst wird.
Die Grundsätze von *Carl Rogers:* Empathie, Wertschätzung und Kongruenz (Echtheit des Verhaltens)
im Verhalten der Mitarbeiter sind somit entscheidende Faktoren für eine gelingende Beziehungsgestaltung. Sie beeinflussen deutlich die Compliance des Bewohners und das Milieu auf der Station.

Die **Pflegeziele** sollen nicht nur aus Sicht des Betreuungsteams formuliert werden, sondern hier sind die Ziele, die der Bewohner für sich selber formuliert entscheidend. Meinungsverschiedenheiten zwischen Pflege- und Bewohnersicht sind sicher Alltag, jedoch soll durch kritische Reflexion die Sicht der Pflege dahingehend überprüft werden, ob die gegen den Bewohnerwillen getroffene Entscheidung wirklich im Sinne des Bewohners ist, oder ob sich möglicherweise Motive dahinter verbergen, die auf Grund von Überforderung, Hilflosigkeit oder Antipathie entstanden sind.
Reflektierendes Handeln seitens der Pflege ist also auch in diesem Zusammenhang ein Muss für die konstruktive Beziehungsgestaltung und die fachgerechte Pflegeleistung.

Über die **Pflegemaßnahmen** muss der Bewohner informiert sein und ihre Notwendigkeit soll ihm erläutert werden. Die **Überprüfung der Pflegewirkung** wird auch mit dem Bewohner gemeinsam vorgenommen, da seine Sichtweise über das Befinden, Fort- oder Rückschritte entscheidend sind und nicht die eigenen Eindrücke der Pflegekräfte.

Hinweise zur Arbeitsorganisation:
Wie für die gesamte Pflegeplanung, bietet sich hier das **Bezugspflegesystem** förmlich an.

6.3.6 Was sind Pflegeprobleme und wie ermittelt man sie?

Zunächst muss deutlich werden, dass auch hier die Bewohnersicht entscheidend ist: Formuliert der Bewohner einen Sachverhalt als Problem, dann ist es auch eines, egal was die Pflegekräfte darüber denken!

Ob es sich hierbei um eine Pflegeproblem (Probleme, die mit pflegerischer Kompetenz zu lösen sind); ein diagnoseorientiertes Problem (ärztliche/psychologische/ergotherapeutische Kompetenz) oder ein soziales (sozialpädagogische Kompetenz) handelt, muss geprüft werden und in der gesamten Behandlungsplanung zugeordnet werden. Sicher gibt es auch Probleme, bei denen sich alle Berufsgruppen gefordert sehen, hilfreich einzugreifen. Diese können dann auch übergreifend formuliert werden.

Festzuhalten bleibt, dass in der Pflegeplanung nur Pflegeprobleme auftauchen. Der Abstimmungsprozess, wer in der gesamten Behandlungsplanung welche Maßnahmen übernimmt, bleibt davon unberührt. Daher gilt auch, dass eine Diagnose niemals ein Pflegeproblem ist, sondern immer die konkret beschriebenen Auswirkungen, die die Erkrankung auf den Betroffenen hat.

Pflege hat mit dem Instrument der »Krankenbeobachtung« die Möglichkeit, die konkreten Auswirkungen der Krankheit (z. B. Schmerz, Antriebslosigkeit, Schlafstörungen, melancholische Verstimmungen etc.) auf den Bewohnern zu beschreiben. Die alleinige Benennung einer Störung (z. B.: *»Bewohner hat formale Denkstörungen«*) ist kaum aussagekräftig, sondern die beschreibende Dokumentation (z. B.: *»Bewohner leidet unter dem Gefühl, keinen Gedanken zu Ende denken zu können«*) ist für die Pflege wichtig. Allgemein gilt die Aufteilung in **aktuelle, potenzielle** und **verdeckte** Probleme.

Aktuelle Probleme sind die, die der Bewohner selber formuliert und unter denen er leidet, bzw. die für ihn oder andere bedrohlich sind. (z. B.: *»Bewohner leidet darunter, Schmerzen zu haben«* oder: *»Bewohner ist akut oder latent suizidal«).*
Potenzielle Probleme sind die, die sich aus professioneller Sicht erkennen lassen und bei denen ein vorbeugendes Handeln angebracht ist, um die Entstehung eines aktuellen Problems zu verhindern. Potenzielle Probleme müssen nicht immer auch vom Bewohner erkannt werden. Daher ist eine intensive Informationsarbeit mit dem Bewohner notwendig, um die Compliance herzustellen.
(z. B.: Prophylaxen: *»Bewohner liegt im Bett, daher Gefahr eines Dekubitalgeschwürs«* oder *»Bewohner zieht sich vom allgemeinen Tagesgeschehen stark zurück, daher Gefahr der sozialen Isolierung«).*
Verdeckte Probleme sind weder dem Bewohner noch den Mitarbeitern deutlich, jedoch wird ein aktuelles Problem vermutet. Hier muss durch Hinterfragen und konkrete Beobachtung das aktuelle Problem ermittelt werden (z. B.: *»Bewohner zieht sich zurück und wirkt, als habe er Sorgen, kann aber nicht darüber sprechen«*).

Formulierung von Pflegeproblemen

1. Die Formulierung sollte Fragestellungen beantworten können, wie:
   - **WO** = Beschreibung des Bereiches der Beeinträchtigung.
   - **WAS** = Beschreibung der Art der Beeinträchtigung.
   - **WIE** = Beschreibung des Umfanges der Beeinträchtigung.
2. Die Beschreibung muss so formuliert sein, dass:
   - sie **kurz und knapp, aber verständlich** ausfällt (ein Außenstehender muss sie verstehen können),
   - sie sich überwiegend **auf die Bewohnersicht konzentriert,**
   - sie **Pflegeprobleme** beschreibt und **keine ärztlichen Diagnosen.**

Hinweise zur Arbeitsorganisation:
Zugeordnete und verantwortliche Pflegekräfte können Probleme ermitteln und vorformulieren. Das Team sollte kontrollieren und bestätigen bzw. ergänzen.

6.3.7 Ermittlung von Zielen

Die Behandlungsziele sollten grundsätzlich zunächst berufsgruppenübergreifend gemeinsam grob Behandlungsziele abgesteckt werden. Innerhalb dieses Rahmens kann dann jede Berufsgruppe ihre eigene Planung erstellen.

An dieser Stelle ist der Hinweis wichtig, dass Zielsetzungen **klar und unmissverständlich** sein müssen. Das folgendes Beispiel von Ian Needham (9) illustriert das:

Problem:	**Ziel:**
Bewohner raucht 40 Zigaretten/Tag	Bewohner raucht nicht mehr

Interpretation dieser Zielformulierung:
Entweder der Bewohner stellt das Rauchen ein oder er raucht nicht mehr als 40 Zigaretten pro Tag.

Im Klartext heißt das, dass die angestrebten Ziele realistisch, erreichbar und überprüfbar sein müssen. Die Ziele sollten den Zustand, das Verhalten oder die Fähigkeiten des Bewohners, die angestrebt werden, möglichst genau beschreiben. Maßnahmen sind keine Ziele

Bei den Zielformulierungen sollen **Nah- und Fernziele** formuliert werden. Ein Fernziel (bitte immer mit dem allgemeinen Behandlungsziel vergleichen) sollte den angestrebten Endzustand beschreiben. Es sollten aber zunächst Nahziele beschrieben werden, die schneller erreichbar sind. Mit mehreren Nahzielen wird man etappenweise letztlich das Fernziel erreichen können.

Sinnvoll ist es, die Zielformulierung mit den Worten: »*Der Bewohner soll ...*« zu beginnen, da ein Ziel immer das angestrebte Bewohnerverhalten bzw. den angestrebten Zustand beschreiben soll. Pflegemaßnahmen sind niemals Ziele.

Hinweise zur Arbeitsorganisation:

Alle formulierten Pflegeziele müssen mit den vorher grob abgesteckten interdisziplinären Behandlungszielen konform gehen.
Das bedeutet, dass bestimmte Pflegeziele (insbesondere psychiatrische) erst dann formuliert werden können, wenn vorher die multiprofessionelle Festlegung der groben Behandlungsziele erfolgt ist!

6.3.8 Planung von Maßnahmen

Die Maßnahmen orientieren sich an den bereits festgelegten Problemen und Zielen und stellen mit der Überprüfung der Effektivität der Pflege den Abschluss der Planungsphase des Pflegeplans dar.

Pflegemaßnahmen sollen einen:
- konkreten,
- überprüfbaren und
- für alle Beteiligten verständlichen Arbeitsauftrag beinhalten,
- der dazu geeignet ist, das angestrebte Ziel zu erreichen.

Zur Festlegung müssen Art und Durchführung klar formuliert werden:

- **Was** soll **wie, (womit)**
- **Wo,**
- **Wann** und
- **Wie oft** durchgeführt werden ?

Besonderheiten, die speziell für diesen Bewohnern wichtig sind, müssen bei der Beschreibung der Maßnahme genannt werden.

6.3.9 Durchführung der Pflege

Bei der Durchführung der geplanten Maßnahmen ist darauf zu achten, dass
- die durchführenden Pflegekräfte sich an den Pflegeplan halten;
- Abweichungen vom Pflegeplan nur mit entsprechender Begründung statthaft sind;
- während der Durchführung auf Veränderungen (Verbesserungen, Verschlechterungen) hinsichtlich des zu Grunde liegenden Problems, geachtet wird;

- dem Bewohner die Maßnahmen erläutert werden;
- überprüft wird, ob sich das Problem derart verändert hat, dass es in der Planung umformuliert werden muss.

Hinweise zur Arbeitsorganisation:
- Veränderungen müssen in den Übergaben mitgeteilt werden.
- Begründete Abweichungen vom Pflegeplan müssen im Pflegebericht dokumentiert sein.

6.3.10 Überprüfung der Pflegeergebnisse

Durch Reflexion der gesetzten Ziele muss die Wirksamkeit der Maßnahmen überprüft werden, die eine Änderung der einzelnen Schritte des Pflegeprozesses evtl. erforderlich machen.

Die Wirkung und der Verlauf der Pflege wird im Pflegebericht festgehalten und dient zur Beurteilung des Pflegezieles, der Durchführung der Maßnahmen und der Informationssammlung.
Eine Zusammenfassung der Pflegewirkung wird nach einem angemessenen Zeitraum in der rechten Spalte des Planungsbogens (Effektivität der Pflegewirkung) dokumentiert.

Es soll nicht nur über negative Veränderungen des Bewohners berichtet werden, sondern insbesondere positive Schritte müssen im Pflegebericht wieder zu finden sein.

Die Ergebnisse der Pflegewirkung bzw. neu aufgetretene Pflegeprobleme müssen in den Visiten mit allen Berufsgruppen, zwecks Abstimmung der gemeinsamen Behandlungsplanung angesprochen werden.

Hinweise zur Arbeitsorganisation:

- Wichtig: Der **Pflegebericht muss regelmäßig** geführt werden.
- Auf Grund der gesetzten **Kontrolldaten**, soll die Planung, bzw. das einzelne Problem überprüft werden. Die Wirkung und Ergebnisse der Pflege werden hier **zusammenfassend** dokumentiert (Orientierung hierbei an den zum Problem passenden Eintragungen im Pflegebericht).
- Es können **Fallbesprechungen** zum Bewohner durchgeführt werden. Hier wird gleichzeitig eine Überarbeitung der Pflegeplanung vorgenommen.

6.3.11 Dokumentation des Pflegeprozesses

Es ist absolut unerlässlich, dass die Pflegeplanung, die Auswertung und die Durchführung der Pflege dokumentiert werden müssen. Im Folgenden soll ein grober Überblick gegeben werden, **wo** im Dokumentationssystem **welche** Information festgehalten werden muss.

Informationssammlung:
Alle wichtigen Informationen zum Bewohner werden auf dem Informationssammlungsbogen von der Pflegekraft ermittelt und festgehalten, die den Bewohner aufnimmt. Dieses kann natürlich nicht komplett am Aufnahmetag geschehen, sondern erstreckt sich über die ersten Tage. Es muss also organisiert werden, wer welche Informationen erhebt und dokumentiert.
In den Informationssammlungsbogen werden nur die Informationen eingetragen, die zum Aufnahmezeitpunkt relevant waren. Eine Aktualisierung erfolgt dort nicht, sondern ist aus den laufenden Pflegeberichten zu entnehmen.
Es kann aber nach Absprache im Team nach einem individuellen Zeitraum ein neuer, aktueller Informationssammlungsbogen erstellt werden, um nach z. B. zwei Monaten wiederum eine aktuelle Übersicht zu haben. Auch nach einer Verlegung bietet sich diese Vorgehensweise an.

Ressourcen und Probleme:
Diese werden im Pflegeplanungsbogen in die erste Spalte eingetragen. An dieser Stelle sei darauf hingewiesen, dass oftmals neu aufgetretene Probleme im Pflegebericht formuliert werden, die aber nicht im Planungsbogen auftauchen. Hier sollten die Teams überlegen, was wirklich in den Bericht gehört und was gleich als Problem in die Pflegeplanung aufgenommen werden kann.
Als Orientierung sollte die Reihenfolge der durchnummerierten Überschriften im Informationssammlungsbogen dienen.

Ziele:
Nach der Abstimmung über die groben Behandlungsziele im interdisziplinären Team müssen die Pflegeziele in der entsprechenden Spalte im Planungsbogen formuliert werden.

Durchführung der Pflege:
Alle wichtigen Maßnahmen, die bei Nichterfüllung rechtliche Konsequenzen nach sich ziehen können und deren **Durchführung** dokumentiert werden muss, müssen in einem Durchführungsnachweisformular mit Datum, Häufigkeit und Namenskürzel dokumentiert sein.
Im Rechtsstreit zählt nicht nur, ob eine Maßnahme geplant war, sondern ob sie auch durchgeführt wurde. Die schriftliche Dokumentation ist daher zwingend.
Maßnahmen, die nicht vorhersehbar und somit auch nicht planbar sind, da sie aus Akutsituationen entstehen, brauchen nicht nachträglich als Problem mit Ziel und Maßnahmen im Planungsbogen erscheinen, sondern werden im Pflegebericht dokumentiert.

Überprüfung der Pflege:
Wie bereits beschrieben, muss die Pflegewirkung überprüft und dokumentiert werden. Die rechte Spalte im Planungsbogen ist dafür vorgesehen, eine Zusammenfassung der zum Problem gehörenden Erfahrungen, Erfolge oder Misserfolge zu beschreiben. Einzelvorkommnisse werden weiterhin im Pflegebericht dokumentiert.

Wenn sich neue Probleme ergeben oder bei der Überarbeitung der Pflegeplanung festgestellt wurde, dass sich Probleme stark verändert haben, wird dieses Problem abgesetzt (mit Datum und Handzeichen versehen) und als neuer Punkt in die Planung aufgenommen (mit neuem Ziel und Maßnahmen).

Zur besseren Übersicht sollten die abgesetzten Probleme, Ziele und Maßnahmen mit gelbem Textmarker zu gekennzeichnet werden.

Bei allen Eintragungen gilt grundsätzlich:

- Sie dürfen nicht mit Bleistift erfolgen.
- Es darf nicht mit »Tipp-Ex« korrigiert werden. Fehler werden lediglich durchgestrichen und dann neu geschrieben.
- Alle Eintragungen müssen mit Datum und Handzeichen versehen sein.
- Sie müssen mit den datenschutzrechtlichen Bestimmungen übereinstimmen.

6.4 Pflegestandards

Die Standardisierung nicht nur pflegerischer, sondern aller angebotenen Dienstleistungen und Arbeitsabläufe, hat bereits seit längerer Zeit Einzug in die Altenpflegeeinrichtungen gehalten.Die Vorgaben des Gesetzgebers verpflichten die Pflegekräfte dazu, nach Standards zu arbeiten. Nicht nur reine Pflegestandards, sondern Organisationsstandards aller Art sollen die einheitliche Qualität der angebotenen Dienstleistungen und durchzuführenden Arbeitsabläufe bestimmen.
Bei der Entscheidung über die Vorgehensweise bei der Einführung von Standards ist folgendes zu beachten:

1. Orientieren Sie sich möglichst an Mindeststandards (Mindeststandard beschreiben, welche qualitative Ebene mindestens zu erreichen ist bzw. welche Grundsätze zu beachten sind, während Maximalstandards eine Idealversorgung beschreiben).
   Maximalstandards haben den Nachteil, dass hier unter den gegebenen Umständen der Standard fast nie erreicht werden kann, da eine Idealversorgung beschrieben wird. Der Minimalstandard hingegen beschreibt nur die Grundsätze, die immer zu beachten sind und kann qualitativ jederzeit überschritten, darf hingegen nie unterschritten werden. Bei selten in der Praxis zu erreichenden Maximalstandards kommt bei den Mitarbeitern schnell das Gefühl auf, dass die Standards ja ohnehin nicht zu erreichen sind und die Motivation, sich an den Standards grundsätzlich zu orientieren, lässt stark nach.

2. Die Standards müssen immer gut sichtbar und einfach im praktischen Umgang vor Ort einsehbar sein. Stehen sie in Ordnern in den Schränken, ist die Gefahr sehr groß, dass die Mitarbeiter die Einsichtnahme vergessen.
3. Es müssen immer klare Arbeitsanweisungen vorhanden sein, die den konkreten Umgang mit den Standards regeln. Werden die Standards lediglich offiziell eingeführt, die Unterweisung zum praktischen Umgang mit diesen unterbleibt jedoch, dann ist mit ziemlicher Sicherheit zu befürchten, dass die Mitarbeiter die Standards nicht in die praktische Arbeit integrieren und diese praktisch wertlos sind.
4. Entwickeln Sie nicht noch einmal alle Standards selbst. Orientieren Sie sich an fertigen Standards, die es zwischenzeitlich reichlich gibt. Viele Standards kann man fertig kaufen oder sogar kostenlos aus dem Internet beziehen. Allerdings sollten diese Standards immer auf die Besonderheiten der Einrichtung hin überarbeitet werden.
5. Standards sind nur dann hochwertige Qualitätsvorgaben, wenn sie auf dem aktuellen und anerkannten Stand der wissenschaftlichen Erkenntnis sind. D. h. dass die Standards regelmäßig überarbeitet werden müssen. Dazu sollte sich eine Arbeitsgruppe bilden, die regelmäßig die neuesten Fachartikel zu den Standards sammelt und sich die aktuelle Fachliteratur besorgt. Nach diesen Grundlagen werden dann neue Erkenntnisse in die Standards übernommen und durch zusätzliche Schulungen den Mitarbeitern näher gebracht.
6. Speziell zum Thema »Gerontopsychiatrische Pflegestandards« sei hingewiesen auf: Höft, Barbara; Landesärzte Gerontopsychiatrie: *Empfehlungen für Leistungsstandards in der gerontopsychiatrischen Pflege*, Psychiatrie Verlag Bonn, 1999.

7. Schlussbetrachtung

Konzepte zu haben ist nicht nur gesetzliche Verpflichtung, sondern unverzichtbarer Bestandteil einer reibungslosen Arbeitsorganisation und hohen Qualität der Versorgung in den Einrichtungen der Altenpflege.
Ein schriftliches Konzept zu haben, steht auf dem einen Blatt. Dieses Konzept in die Praxis umzusetzen steht auf einem anderen Blatt und ist die im Vergleich schwerere Aufgabe.

Ein solches Konzept zu entwickeln ist sicher keine leichte Aufgabe und belastet den ohnehin schon engen Terminkalender aller Beteiligten zusätzlich. Jedoch ist aus der Erfahrung bekannt, dass die Arbeitsmotivation und Zufriedenheit der Mitarbeiter wächst, wenn sie sich maßgeblich in die Entwicklung des Konzeptes einbezogen fühlen.

Weiterhin muss klar sein, dass die Umsetzung eines solchen Konzeptes in allen Feinheiten möglicherweise Jahre dauern kann und die qualitative Überprüfung des eigenen Handels eigentlich nie aufhört. Wenn die Pflegekräfte es wirklich ernst meinen mit einer hohen Qualität der pflegerischen Versorgung in der Altenpflege, dann sollten sie auch keine Mühe scheuen und alle ihnen zur Verfügung stehenden Möglichkeiten mit der Konzeptentwicklung und der praktischen Umsetzung ausnutzen.

Zufriedene Bewohner und Angehörige, ein guter Ruf der Einrichtung durch hohe Qualität, gute Pflegesätze bei geschickter Verhandlung und zufriedene Mitarbeiter werden die Folge und der Dank für alle Bemühungen sein.
Dafür wünsche ich dem Leser
den Mut, die Dinge zu ändern die man ändern kann,
die Kraft, die Dinge zu ertragen, die man nicht ändern kann
und die Weisheit, das eine vom anderen unterscheiden zu können.

Anmerkungen

(1): Vgl. Wetterling, T.; Schürrmann, A.: Gründe für eine Heimeinweisung bei stationär aufgenommenen gerontopsychiatrischen Patienten. In: Z Gerontol Geriat, Band 30, Heft 6, S. 469–473, Steinkopf 1997.

(2): Vgl. Becker, W.; Meifort, B.: Ein Beruf fürs Leben? In: Dr. med. *Mabuse 111, 01/02 1998* Mabuse, Frankfurt 1998.

(3): Vgl. Gemeinsame Grundsätze und Maßstäbe zur Qualität und Qualitätssicherung einschließlich des Verfahrens zur Durchführung von Qualitätsprüfungen nach § 80 SGB XI in ambulanten, teilstationären und vollstationären Pflegeeinrichtungen. Medizinischer Dienst der Spitzenverbände der Krankenkassen e.V., Essen 1997.

(4): Vgl. Krohwinkel, M.: Der Pflegeprozeß am Beispiel von Apoplexie Kranken. Schriftenreihe des Bundesministeriums für Gesundheit, Band 16, Nomos Verlag, Baden-Baden 1993.

(5): Vgl. Kämmer, K.; Pflegemanagement in Altenpflegeeinrichtungen, Schlütersche Verlag und Druckerei, Hannover 1998.

(6): Vgl. Richard, N.:Validierende Gespräche, Altepflege-Zeitschrift 5/94, Seite 310 und 7/94, S. 433, Vincentz Verlag, Hannover 1994.

(7): Vgl. Sowinski, C. et. al. – Forum 36 – Organisation und Stellenbeschreibungen in der Altenpflege 2000, Kuratorium Deutsche Altershilfe (KDA), Köln 2000

(8): Siehe auch: NEEDHAM, Ian; Pflegeplanung in der Psychiatrie, Recom, Basel 1988.

(9): Vgl. Sowinski, C.: Pflegeeinrichtungen müssen Pflegekonzepte vorweisen, Notwendige Orientierung für Kunden und Beschäftigte, Pro Alter 2/97, Kuratorium Deutsche Altershilfe (KDA), Köln 1997.

(10): Siehe auch: BAUER, Rüdiger; Beziehungspflege, Ullstein Mosby, Wiesbaden 1997.

Literatur

Bauer, R.: Beziehungspflege. Ullstein Mosby, Wiesbaden 1997.

Becker, W.; Meifort, B.: Ein Beruf fürs Leben? In: Dr. med. *Mabuse 111, 01/02 1998* Mabuse, Frankfurt.

Emme von der Ahe, H.: Sozialtherapeutischer Dienst Eilenriedestift Hannover e.V. (unveröffentlichtes Manuskript)

Kämmer, K.: Pflegemanagement in Altenpflegeeinrichtungen. Schlütersche Verlag, Hannover 1998.

Krohwinkel, M.: Der Pflegeprozeß am Beispiel von Apoplexie Kranken. Schriftenreihe des Bundesministeriums für Gesundheit, Band 16, Nomos Verlag, Baden-Baden 1993.

MDK: Gemeinsame Grundsätze und Maßstäbe zur Qualität und Qualitätssicherung einschließlich des Verfahrens zur Durchführung von Qualitätsprüfungen nach § 80 SGB XI in ambulanten, teilstationären und vollstationären Pflegeeinrichtungen (1997) Medizinischer Dienst der Spitzenverbände der Krankenkassen e.V., Essen.

Needham, I.: Pflegeplanung in der Psychiatrie. Recom Verlag, Basel 1988.

Richards, N.: Validierende Gespräche. In: Altenpflege-Zeitschrift 5/94, Vincentz Verlag, Hannover 1994.

Sowinski, C. et al: Forum 36. Organisation und Stellenbeschreibungen in der Altenpflege 2000. Kuratorium Deutsche Altershilfe (KDA), Köln 2000.

Sowinski, C.: Pflegeeinrichtungen müssen Pflegekonzepte vorweisen.Notwendige Orientierung für Kunden und Beschäftigte. In: Pro Alter 2/97, Kuratorium Deutsche Altershilfe (KDA), Köln 1997.

Wetterling, T.; Schürrmann, A.: Gründe für eine Heimeinweisung bei stationär aufgenommenen gerontopsychiatrischen Patienten. In: Z Gerontol Geriat, Band 30, Heft 6, S. 469–473, Steinkopf 1997.

Weiterführende Literatur:

ALZHEIMER EUROPE: Handbuch der Betreuung und Pflege von Alzheimer-Patienten, Thieme Verlag, Stuttgart 1999

Gedanken wie Blätter im Wind. Leitfaden für die Betreuung verwirrter Menschen. Sonnweid Campus, Wetzikorn/Schweiz 1999.

Höft, B.; Landesärzte Gerontopsychiatrie: Empfehlungen für Leistungsstandards in der gerontopsychiatrischen Pflege, Psychiatrie Verlag, Bonn 1999.

Leptihn, T.: Guter Wille allein reicht nicht. Psychiatrie Verlag, Bonn 1996.

Müller, D.; Schesny-Hartkorn, H.: Biographiegestützte Arbeit mit verwirrten alten Menschen. Ein Fortbildungsprogramm, Kuratorium Deutsche Altershilfe, Köln 1998.

Winter; H.-P.; Gennrich, R.; Hass, P.: Hausgemeinschaften. Architektur + Gerontologie. Band 2. Kuratorium Deutsche Altershilfe, Köln 1999.

Register